JN074364

医学部
編入・再受験のリアル

中央経済社 ◆ 編

中央経済社

はじめに

「医師になりたい！」と決意をするのが高校時代とは限りません。

　本書は，大学卒業以降に医師になることを決意し，社会人として働きながら，あるいはいったん退職して医学部に編入・再受験された方の「リアル」を集めたものです。

　大学受験でも医学部は狭き門です。編入や再受験であれば猶の事。
「一念岩をも通す」と言いますが，いかに努力し，成し遂げたか。

　あくまで個人固有の体験記です。「すごすぎる」「自分とは違う」と真似できないこともあるかもしれません。
　とはいえ，情報の少ない編入・再受験において，執筆陣が後輩のために書いた渾身の貴重な情報が詰まっています。本書の「リアル」を参考に，医学部合格を勝ち取っていただければと思います！

　最後になりましたが，本書編集にあたり，執筆陣をはじめ多くの方にご協力いただきました。この場を借りてお礼申し上げます。

令和5年3月

中央経済社　編集部

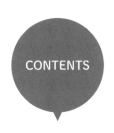

CONTENTS

第1部　医学部編入のリアル

第2部　医学部再受験のリアル

第 **1** 部

医学部編入のリアル

プロ野球選手（横浜DeNA）から東海大学に編入！寺田光輝氏に聞く10のこと

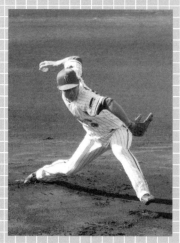

プロ野球現役時代

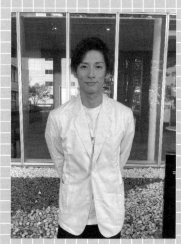

現在

寺田光輝 Kouki Terada

1992年，三重県生まれ。小学生から野球を始める。県立伊勢高校卒業後，2010年三重大学教育学部に進学するも中退。

2012年には筑波大学体育専門学群入学し，野球部に所属。2016年にBCリーグ・石川ミリオンスターズに入団し，2017年NPBドラフト会議で横浜DeNAベイスターズに6位指名されて入団。

2019年に引退し，2021年に東海大学医学部に入学。

YouTube
「Laboてらだ
―寺田光輝―」

Q1　プロ野球選手になって引退するまでを教えてください。

——小学校から野球を始めてプロ野球選手にまでなり，引退後，医学部編入試験を受験し東海大学医学部に在籍中という異色の経歴ですが…。

　小学3年生から野球を始めました。特に上手な子というわけではなかったですが，野球が好きでしたね。それから，高校3年まではガッツリ野球少年でした。実家が医院を経営していたので，頭の片隅には「医学部にいかなければいけないかな」という意識はあったのですが，強要されることもなかったので，野球中心で勉強はやや疎かになっていました。

　しかし，高校3年生の最後の試合で自分が原因でチームが敗退してしまいました。私自身，最後の試合を全力でやりきったと言えるほどではなく，「チームに対し申し訳ない」という後悔が残りました。

　その時，「プロ野球選手になって，寺田と一緒にプレーしていたことを誇りに思ってもらえるようになりたい」と考えたのです。まさに若気の至りですね。

——高3から「プロ野球選手になりたい」というのは，野球少年にしては大分遅い気がしますが…。それで実際にプロになるというのはすごいですね。

　ラッキーなことだと思います。「お前がプロなれるんやったら，俺も野球しときゃよかった」とよく言われましたが，「本当にそうだと思うよ」と返していました。子どものころからプロ野球を意識するほど，野球が特別に上手だったわけではないのですから。

　高校卒業後，三重大学の教育学部に進学しますが，野球を続けるため三重大学を中退し，浪人を経て筑波大学体育専門学群に入学しました。筑波大学で野球を続け，卒業後はベースボール・チャレンジ・リーグ（BCリーグ）の石川ミリオンスターズに入団します。そして，入団2年目の2017年，NPBドラフト会議で横浜DeNAベイスターズから指名を受けることができました。指名を受けたときは「あれ？　本当に？　僕ですか？」という気持ちでしたね。

——ドラフト指名を受けることができた勝因は？

　当たり前ですが，BCリーグには筑波大学より上のレベルのピッチャーがいました。入ってすぐ，「僕が普通に上からキレイな投げ方で投げても勝てない」と痛感しました。「それなら，変な投げ方をしよう」とサイドスローに変えました。そのフォーム変更が功を奏し，BCリーグで活躍することができました。

——戦略ですね。

　野球においても，勉強においても，戦略を決めてから逆算してコツコツ努力を積み重ねていく派だと思います。

　ただ，プロ野球の世界に入ると，プロの壁は厚かったですね。

——プロの壁。

　そうですね。プロ野球には天才が集まっていると思っていたのですが，その天才が皆必死に練習をしているわけです。努力家，頑張り続ける人の集まりでした。

　才能だけで何となくやっている人は皆無で，才能がある人，野球が上手い人，体が強い人が死に物狂いの努力をしていました。自分なりに努力を続けていると思っていましたが，その3倍も4倍も頑張っている人たちが集まった弱肉強食の世界です。到底追いつけないし，追いついても活躍は難しいと悟りましたね。シンプルに皆本当に野球が上手いな，追いつけないなと。

　「頑張れば夢は叶う」と思って生きてきましたが，決してそれだけではないと思い知りました。ただ，結果ダメだったとしても，自分が後悔しないようにやりきることは大事だなと思いました。

Q2　引退後なぜ医学部進学を決意？

——戦力外通告後，医学部受験を決めた理由は？

　選手時代，けがが多かったというのもありますし，実家が医院なので小さいころから身近であったのもあります。

　一番大きいのは，自分は野球においては「プロ」でしたが，野球以外の職業

のその道のプロの方といきなりわたり合うのは厳しいだろうな，と思ったことです。自分自身の特性を考えると，社会に出るにあたって準備期間が欲しいと思いました。それで何らかの資格を取得しようと考えました。

　資格はいろいろありますが，実家のことやけがで医療にたくさん助けられたことを考えると，これは医学部に行くしかないなと。

Q3　医学部編入試験を選んだ理由は？

——再受験ではなく，編入試験を選んだ理由は？

　2019年12月から勉強を開始しました。もう18歳から10年近く経過していたので，科目を絞ったほうがよいと考え，英語と生物で受験できる編入試験に決めました。また，高校時代に生物で全国模試の一桁台の順位を取ったことがあるくらい得意だったというのもあります。英語についても，言語なのでそれほど抜けていないかなと思いました。外国人選手などとの会話で使う機会も時折ありましたし。

　先に述べたとおり戦略派なので，編入を決める際には河合塾KALSの通信を受講して徹底的に情報を集めました。

　最初の10か月くらいは国公立大学医学部を目指し生命科学中心に勉強していましたが，「難しいかな？」と思い始めた2020年9月に東海大学に志望をシフトし，対策を切り替えました。

——情報収集が要？

　何ごともそうだと思います。英語と生物で戦えること，面接があり，これまでの経歴もプラスになるであろうことを考えると，編入試験がよいと思いました。

——塾でアルバイトをしながらの編入試験？

　そうですね。高校生の大学受験予備校である河合塾のマナビスでアルバイトをしながら自分も勉強していました。塾でのアルバイトも情報収集に役立つこともあったし，高校生から応援されることもあって刺激にもなりました。

Q4 東海大学編入試験対策はした？

──2020年9月から志望を東海大学にシフトした。

　東海大学は，当時は英語と公務員試験の適性試験のようなものが受験科目だったので，自分には入りやすいだろうと考えました。国公立大学と比べて私立大学なのでお金がかかりますが，奨学金と契約金等の残りで学費が工面できそうだと思いました。1年でも早く医師になって，働いて取り返せばいいとも思いましたね。

──東海大学編入試験対策は？

　東海大学編入試験は英語が勝負なので，とにかく英語の勉強に注力しました。
　まずは「センターレベルの問題を解いて190点以上得点できるようにすべき」という合格者の体験記を見て，とりあえずそこまでは持っていきました。
　しかし，実際はそのレベルでは全然太刀打ちできないことに気が付きます。「英文読解の文中で出てきたときに使えるのか」「実際の英作文で使えるか」という視点で，もう一度英単語を覚え直しましたし，医療用英単語も覚え直しました。

──英語の勉強では何を使いましたか？

　単語力を確保しつつ英文読解力を磨くため，篠田重晃『英文読解の透視図』（研究社）を完璧にすることにしました。3〜5周しています。
　そのうえで，アルバイト先でもある河合塾マナビスの私立大学向けで最上級の長文読解の講座も受講しました。早慶上智の英語の過去問で医療テーマのものがあれば，学部を問わずに解きましたね。
　もちろん，他大学の医学部系の過去問も解いて，毎日英語の長文読解を2〜3題解くのをルーティンにしていました。

──英語の長文読解をルーティン的に。

　そうですね。2019年12月くらいからは毎日ぐるぐるルーティンとして回していました。

さらに，東海大学では英語で生物の内容を問われたりもするので，そこも強化しました。

Q5　プロ野球と試験勉強の類似点と相違点とは？

――元プロ野球選手ということでプレッシャーもあった？

　引退時には「医師になる」と周囲に宣言していたので，そういった意味では特別なプレッシャーがありましたね。世間に名前を晒しているという点では，受験生としてはやや特殊かもしれません。

　ただ，そんなプレッシャーよりは，勉強から離れて10年，勉強の仕方も覚えていないまま医学部編入を志すことに対する不安のほうが大きかったです。「何を」「どれだけ」やれば合格に到達できるかが読めなかったからです。

　勉強を進めていくと，手ごたえを感じるようになり，もっと具体的に到達地点が見えるようになってきます。そして，その合格までの距離感に途方にも暮れますが，最初の何も見えない時よりはマシですね。しんどいのは同じですが。

――到達地点が最初は見えなかった。

　そうですね。勉強すると，「これくらいになれば合格できるだろう」というのが見えてきます。しかし，「毎日同じルーティンで昨日より自分が成長しているのか」「合格に近づけない意味のない勉強をしているのではないか」と不安になります。こういう不安が1日2日ではなく2か月続きますから，しんどいですね。

――大勢の中でプレーしていた野球選手でも試験は緊張する？

　受験では，「ミスったら」「ダメだったときどうなるのか」といった生きるか死ぬかという感覚で謎のプレッシャーに襲われ，体重も減りました。

　これくらい苦労したからこそ，合格後に「きっと裏口だろう」と言われた時は腹が立って仕方ありませんでした。

——野球と受験勉強の類似点ってありますか？

大きな目標を立て，達成するにはどうやって距離を縮めるかを考え，それを細かい計画に落とし込んでいくところは似ているなと思います。

野球では「こういうプレーがしたい」と思い描いたら，それを実現するために，どういう練習をして，食事をして，休憩をして…と日々の過ごし方を細かく逆算してコントロールする必要があるのです。ただ闇雲に練習するだけでは，体を壊してしまう原因にしかなりません。

——相違点は？

野球のほうがより逆算してもうまくいかないことが多いことですね。受験勉強だとうまくいかなければ別の方法でリカバリーすることができますが…。

あと，野球には正解がないことも違いますね。「こういうプレーをしたら合格です」という基準がありません。球が速ければいいのか，スイングができればいいのか…。両方大事ですが，球が速いことやスイングができることが結果に直結するわけではないので。

——野球はチームプレーという点でも違う？

それについては，受験でも応援してくれる人がたくさんいたのでチームプレーの感覚がありましたね。河合塾マナビスの教え子達からは抱えきれないくらいお守りをもらいました。試験会場では頭が真っ白になる瞬間もありましたが，応援してくれる人のことを考えましたね。もちろん，受験は個人戦ではあるけれども周りの人は大きな存在です。

Q6　おすすめの勉強法は？

——寺田さんのおすすめの勉強法は？

書く量を減らすことですね。書くと時間がかかりますし，疲れますから。そのうえ，書くことが目的になってしまい，意外と頭に入っていなかったりするので効率が悪いと思います。

とにかく「見る・聞く・話す」。誰かに説明できるようにするのが大事です。

アルバイト先の高校生の生徒さんに説明することもありました。生徒さんのテスト前には，生物の授業など黒板を使い積極的にやっていました。

──セルフティーチングですね。

そうですね。あと，セルフティーチングと同じでこれもよく言われますけど，記憶のサイクルを意識して復習することも大事です。ネットや書籍で散々出ているので詳しくはそちらを見ていただければと思いますが…。

1周だけで記憶できることはまずないので，3〜5周します。

まず，1周目は知らないことを知っている状態にすることを心がけます。全体像を理解するためには時間がかかります。生物だったら細かいところまで読み込むのでしんどいですが，2周目以降は「見たことがある」レベル，3周目から5周目は記憶の上塗りという感じになるのでどんどん楽になります。

全体像をつかんだうえでの暗記というのは非常に大事です。

Q7　医学部に入ってどんな生活を送っている？

──今は医学部2年次ですね。

はい。2年次は1年次に比べてテストが多いですね。単位を落とすと即留年なので，アルバイトと勉強漬けの日々です。

──元プロ野球選手ということで周囲から特別に見られたりすることは？

特にないですね。塾のアルバイトでも高校生からため口で話しかけられたりしていましたし，年下からなめられるくらいの感じです。もちろん，全員と仲良くすることは難しいと思っているので，自然体でいますね。

受験前は，「元プロ野球選手が医学部に編入すること」について，私もどうなのかな？　と思ったことがあり，元阪神タイガースの選手で今は公認会計士として活躍されている奥村武博さんに相談したことがあります。その時，奥村さんが「前職がプロ野球というだけで元サラリーマンとそう変わらない」と仰っていて。たしかに編入組にはいろんなキャリアの方がいるので，そんなものかなと思っています。

Q8 YouTube等の発信で伝えたいことは？

──YouTube等で発信されていますね。

　周囲から言われて始めました。人前に出るのは嫌だったのですが，友達が編集してくれた動画が面白くて，意外にも続けています。

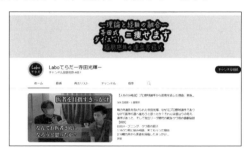

──コラムの執筆も。

　文春オンライン（https://bunshun.jp/feature/bunshun-yakyu）で野球コラムを書いたりもしています。これは野球が好きな人がターゲットなので，プロ野球選手の裏側や仕組みを面白く知ってもらって，さらに応援しようと思ってもらうきっかけになればと考えて執筆しています。

──発信を通じて伝えたいことは？

　プロ野球をはじめとするプロアスリートのセカンドキャリア問題ですね。すでにスポーツだけで一生食っていける時代は過ぎ去っています。一流のプロアスリートも，引退後その栄光だけで生きていくのは難しい時代です。

　アスリートは目の前の競技だけに集中すればよいと思われがちですが，引退後のことも視野に入れて生きていく必要があると考えています。

　また，私自身については，高校時代の野球ではレギュラーでもなかったけれども，プロ野球選手になることができました。全然上手ではなかったし，今でも「お前，ほんまにプロやったんか」と言われるレベルですけれども。

　逆算して計画を練って実行していけば，環境が許す限りチャレンジすることはできると思うのです。

もし今芽が出ていないような子でも，もしかしたら希望する世界にたどり着けるかもしれないということ，今ダメだからといって諦める必要はないよね，ということを伝えたいなと思っています。

もちろん，努力したら絶対うまくいくとは限らないことは私も身をもって痛感していますが，後悔のないところまで頑張ったほうがいいです。

頑張ったうえで，そこで折り合いをつけて自分で納得するような選択を続けられればいいのです。そういうのを，野球や勉強を頑張る子に伝えたいなという気持ちもあります。

Q9　今後目指す姿は？

——これからどのように活動される予定ですか？

これからもスポーツにかかわっていきたいと考えています。まだ学生の段階ですが，スポーツと切り離せないけがについて内科的なアプローチができたらいいなと考えています。野球選手時代のけがでは医療に助けられたので，それを還元していければうれしいです。

Q10　医学部編入を目指す方にメッセージを お願いします。

——医学部編入を目指す後輩に伝えたいことはありますか？

医学部編入試験は，適当にやって受かるようなものではありません。「数打てば当たる」ものではないので，まずは情報を集めて戦略を練るべきだと思います。勉強は独学するにも，情報戦ですから，予備校を頼るなりして下準備として情報は集めるべきでしょう。

そして，やるからには「なぜ今までの生き方を変えて医者になりたいのか」を見つめ直し，覚悟と信念を持って挑むべきだと思います。

皆さんの挑戦を応援しています。

FILE 1

薬剤師として働きながら
琉球大学・愛媛大学に合格

■リアルポイント■
- 編入と再受験の両方を念頭に置いて対策していた。
- 人より短い時間で，人よりたくさんやる！　をモットーに，夜遅くまで勉強。
- 職場の周囲の人に打ち明け，応援してもらった。
- 医学部受験の再チャレンジは，両親には内緒。費用は自分で賄った。

ミニオン (30代・女性)

大学受験で医学部を目指したものの実力が足りず断念。紆余曲折を経て薬学部へ進学。夢を諦めきれないまま薬剤師として働いていたものの，ふと「私は夢を叶えないまま，あと40年50年と生きていくのか」と考えた時に，このままではダメだと思い立つ。自分に真っすぐに生きようと思い，今度は「受かるまでやる！！」と心に決め，再チャレンジを決意。

約2年間勉強をし，編入試験と再受験を並行して受験，編入試験において複数の大学に合格。

CONTENTS

〈はじめに〉

　私が医学部へのチャレンジを決めたのは2020年夏です。既にその年の編入試験はほぼ終わっていたので，冬にある弘前大学の編入試験を目指して勉強を開始しました。弘前大学と新潟大学の編入試験を受験し，1次通過まで行けました。

　数カ月で1次通過できたことに手ごたえを感じたので，2021年は編入試験を多数校受験しました（1次通過：大分大学・愛媛大学・北海道大学・群馬大学・弘前大学）。ただ，筆記は通過できるものの，面接に苦戦し最終合格には至りませんでした。また，一般で群馬大学を受験しましたが，こちらも不合格

でした。

　そこで，2022年の最初にある琉球大学の編入試験では，志望動機書の構成を再度練り直し，面接対策を徹底的に行いました。「これでダメなら編入は辞めて，一般受験に全振りする！」と決めて挑んだ結果，琉球大学と愛媛大学から念願の正規合格を頂く事が出来ました。

　この記事を書いている時点では，まだ進学先を決めていません。合格を頂いた両大学とも本当に素敵な大学でした。感謝の気持ちで一杯です。これで，私は小さい頃からの夢だった医師のスタートラインにやっと立つことが出来ました。

　私の経験が，医師を目指す方々のお役に立つことがあれば幸いです。

1　再びのチャレンジを決めるまで

(1)　現役受験の頃から医学部志望

　私は，現役の大学受験の時から医学部を志望していました。理由はとてもシンプルで，目の前で人が倒れた時に，駆け寄って行って治療が出来る人になりたかったからです。

　東京で生まれ育ったこともあり，現役・浪人当時は都内の国立医学部を受験しました。一浪しましたが不合格で，早稲田大学に入学しました。

　入学したものの医学部への気持ちが諦めきれず，数か月で中退し再受験しました。模試ではそれなりの成績が取れていたので期待しましたが，結果は不合格で，両親との約束もあり薬学部へ進学しました。しかし，薬剤師という職にどうしても興味が持てず，薬学部在学中も何度も中途半端にセンターを受けたりして，どんどん拗らせていきました（笑）。辞めたいと泣いたことも多々ありましたが，「とりあえず資格は取っておいたほうがよい」と両親が説得してくれ，散々な成績で何とか卒業し薬剤師免許を取得しました。

　免許を取ったものの，盛大に拗らせていた私は，なりたかった医師と深く関わると発狂する気がしたので，病院ではなくドラッグストアや調剤薬局で働いていました。

⑵　一番欲しいものを手に入れるまで「受かるまでやる」覚悟

　仲の良い同僚や尊敬できる先輩方にも出会い，自分の中で「医者になる夢は叶わなかったけど，それもまた人生なのかな」と思える理由を探していました。

　薬剤師以外の仕事を模索して，ファイナンシャルプランナーやケアマネージャーの資格を取ったりもしました。趣味を広げようと，料理教室に通ったりジムに通ったりもしました。きっとはた目にはそれなりに充実した日々に見えていたと思います。しかし，どんなに自分をごまかそうとしても，結局肝心な部分で全く満たされていないと感じました。どんなに毎日楽しく過ごしても，結局私は一番欲しいものを手に入れるまでは，諦めることが出来ないんだと思いました。このまま「医者になりたかったな」と後悔しながら過ごすには，残りの人生はあまりにも長すぎる！　そう感じました。

　だったら，人よりは医師としての時間は短くなってしまうけど，残りの人生をかけて医師として人を救いたい！！　そう思い，今回が本当に人生最後の受験だと決め，「受かるまでやる」と心に誓い，受験をスタートさせました。

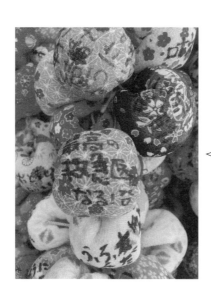

最高の救急医になる！　と決意表明

2 編入試験か再受験か

(1) 編入試験向きの条件がある

　編入試験か再受験か。大学卒業後に医学部への再チャレンジを決める場合，多くの方がこの悩みを抱えると思います。私も迷い，学士編入で合格した方・一般再受験で合格した方，両方からお話をうかがいました。

　どちらを選択するべきかは人によると思います。個人的には，年齢が比較的若い方，学歴や経歴が良い方，面接が得意な方は，編入試験の方が合格しやすいのではと思います。

　逆に，上の条件からは少し外れるが，学力でバチバチに勝負して合格を掴むぞ！　という方は，一般再受験で再受験に寛容な大学を目指す，というのがセオリーな気がします。

(2) それぞれの良い点・悪い点

　それぞれの良い点・悪い点を挙げます。

　一般再受験の良い点は，筆記の点数が合格に大きく繋がる・情報や過去問がたくさんあることです。悪い点は，科目が多いこと，筆記のレベルが高いことです。

　学士編入の良い点は，併願可能なので数撃てることと科目が少なめなことです。さらに，筆記も一般に比べるとシンプルな大学が多いです。悪い点は，情報や過去問が少ないことと面接が厳しく倍率が高いことです。

　私は両方を並行して受験しました。筆記試験は個人的には圧倒的に一般試験のほうが難しいと感じました（もちろん大学にもよります。大学で学ぶ範囲を出す大学は難しいです）。逆に，編入試験は，ある程度の学力をつけると筆記は通過できますが，そこから最終合格への道が険しいです。面接の基準がわからず，不確定要素も多いと感じます。編入試験を受けていると，何年も受験を続けている方にも出会います。

　この面接の不確かさが怖かったのと，自分なりの「編入向きの条件」を満た

していなかったため，私は最終的には一般での合格を目指せる学力をつける必要があると考えていました（結果的には上の条件から外れていても合格をいただけました）。

　大学によって「若い人を好む」とか「研究医を好む」とか色々な噂がありますが，実際の合格者を見ていると，そこに当てはまっていない人もしっかり合格されています。もしかしたら多少の好みなどはあるのかもしれませんが，筆記で一定の点数を取り，面接でしっかりアピールできれば，合格は可能なのだと思います。

3　働きながらの受験について

(1)　時間的な不安は気合で乗り切る

　周りには，仕事を辞めて受験に専念している人も多かったので，人よりも勉強時間が圧倒的に少なくなるという焦りはありました。また，再受験の場合は，優秀な高校生や予備校で1日中勉強しているような浪人生たちがライバルになるので，その不安はさらに大きかったです。

　ただ，受験を決めた時の自分との約束で，金銭面も含め，両親には一切頼らないで全てを自分の力でやりきる！　と決めていました（理由は後述します）。

　そうなると当然，生活費・テキスト代・受験代・受験にかかる交通費や宿泊費・入学後の授業料その他諸々でかなりのお金が必要なので，仕事を辞めるという選択肢は私にはありませんでした。時間的な不安はありましたが，「人より短い時間で，人よりたくさんやる！」という想いで勉強していました。

(2)　職場の協力

　私は薬局の2店舗を兼任していて，片方の店舗の管理薬剤師の方にはすぐに打ち明けました。快く応援してくれ，推薦書などもこの方に書いていただきました。試験日は有休を使うか代勤扱いにしてもらい，代わりに他の日に出勤したりしました。そういった面でも，この方には受験全般を通してとても助けて

いただきました。

　しばらくは，この管理薬剤師の方と，仲の良い友人，信頼している薬剤師の先輩方にのみ打ち明けた状態で受験を続けていました。2年目に入った時に，社長にも打ち明けました。社長も応援すると言ってくださり，受験校卒の先生からお話を伺う機会を作ってくれたりしました。

　こういった面で，私は職場にはとても恵まれていたと思います。プレゼンやスピーチなども，仕事の合間に先輩方に聞いてもらったり，MR出身の先輩に面接のコツなどを聞いたりしていました。合格時もとても喜んでくださり，発表後すぐに職場の皆様からお祝いを頂きました。とても良い薬局で育てていただいたなと，今も感謝の気持ちで一杯です。

⑶　勉強時間の確保

　調剤薬局では，週休2日，勤務時間は9時〜18時でした。残業になることがほとんどなので，仕事から帰って諸々の家事をやると，勉強開始は夕食を食べながら大体20時か21時でした。夜中の1時か2時位まで勉強していました（試験が近い時期は明け方3時か4時までやっていました）。とにかく時間がないと自覚していたので，どうしてもこういった生活になっていました。

　また，休日は基本は予定を入れず，1日家にこもって朝から勉強していました。ただ，試験や模試で休みが埋まるうえ，代勤で仕事になることもあり，1日丸ごと使える日はあまりありませんでした。連休は，GWと年末年始ぐらいです。この数日間はまとめて勉強時間を確保できる最大で最高のチャンスととらえ，食料を大量に買い込んで，家から一歩も出ないぞ！　と決めて自宅にこもりました（笑）。

　「あの時間も勉強に使っていれば」という後悔だけはしたくなかったので，使える時間はとにかく全て勉強に充てました。1日中勉強に時間を費やしている受験生に比べて圧倒的に時間が少ないことに，常に良い意味で焦っていました。

⑷　メンタル管理

受験生活でメンタル管理は重要だとは思いますが，私は性格上あまり凹んだり病んだり，ということはなかったように思います。そもそも，仕事をしていたため勉強に使える時間が短いので，悩んだり凹んだりしている時間さえ勿体無いと思っていました。落ちた時はもちろん落ち込みますし，泣いたりしたこともありますが，すぐに次の試験や面接が次々と迫ってくるので，「あとでまとめて凹めばいいや」と思っていました。たまに気持ちがもやもやした時は，「何で私は今もやもやしてるんだろう？」「それを解決するためにはどうしたらよいかな」と考えるようにしました。

それに，仕事をしていた身からすると，勉強できる時間というのは「夢に向かって前進している時間」なので，「幸せだ！　楽しい！！」と私は感じていました。試験が続いて忙しい日々も，「あー，生きてるって感じするねー」とか言っていました。

自分で決めた夢への挑戦なので，モチベーションが下がるということもなく，勉強が手につかないということもなかったです。

息抜きとしては，試験の時に受験仲間の友人たちと会うのが楽しみでした。その時だけは友人とご飯を食べるので，普段勉強しながらモグモグしていた自分にとっては，それが楽しみの１つでした。

4　科目別勉強法

⑴　薬剤師でも苦手だった生命科学

薬学部卒というと生命科学が得意だろうと思われがちです。確かに，きちんと勉強されて薬学部を卒業された方であれば，薬剤師国家試験と重複する範囲もあり，点を取りやすい科目かと思います。しかし，私は編入試験において生命科学が最も苦手でした。そもそも，薬剤師国家試験の時も生化学の範囲が一番苦手でした。覚えていなかった時点で解答不可能になるからです（笑）。そのため，ほぼ初学のような気持ちで編入試験の生命科学の勉強を始めました。

使ったテキスト等は以下の通りです。

①『大学入試の得点源　生物基礎［要点］』（文英堂）

②『大学入試の得点源　生物［要点］』（文英堂）

③『生物　入門問題精講』（旺文社）

④『視覚でとらえるフォトサイエンス　生物図録』（数研出版）

⑤ KALS 生命科学　要項集

⑥『大森徹の生物　遺伝問題の解法』（旺文社）

⑦『休み時間の免疫学』（講談社）

　私は高校生物とKALSの要項集（⑤）を軸に，プラスで遺伝と免疫に力を入れました。物理化学で一般を受けたかったので，生命科学は私にとってあまり時間を割きたくない科目でしたが，編入を受けるとなると必須です。他の科目で少し点を多めに取り，生命科学は周りに差をつけられない位を目指しました。

　対策にあたっては，合格者の方に話を聞いてKALSに入るのが無難かなと思いました。ただ，1講座が私にとって結構な金額だったのと，通学する余裕がありませんでした。そこで，通信で「完成シリーズ　生命科学」を受講しました。

　しかし，オンラインの授業を見る時間もなかなか取れず，『大学入試の得点源』シリーズ（①②）を使って知識を入れました。植物（編入では出ない）の範囲を除いて徹底的に読み込み，問題を解いたりして新しい事を知るたびに，この本にどんどん書き込み（化学の有機と無機もこのシリーズを使いました。よくまとまっていてお気に入りです），試験の頃には，この1冊を見直せばOKになるように仕上げました。

　あとは要項集を読み，問題を解きました。正確に言うと，解くというより，解答をひたすら覚えた感じです。わかりにくい時は『視覚でとらえるフォトサイエンス　生物図録』（④）を見ていました。

　この他に，編入でよく出る遺伝と免疫の分野を強化するために『大森徹の生物　遺伝問題の解法』（⑥）『休み時間の免疫学』（⑦）をやりました。

　それに加え，まとめノートを作りました。わかりにくい内容は絵で表したり，テキストの図をコピーして貼り付けたりしました。

結局，私はKALSの生命科学コースの完成シリーズも実践シリーズもやらずに試験を受けましたが，筆記は通過できました。生命科学が難しいと言われる大学や，生命科学の比重が大きい大学（試験科目が少なかったり）は別かもしれませんが，４科目校を中心に受けていたため十分に戦えました。

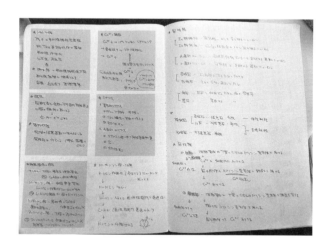

⑵　アドバンテージをとれるほどではなかった英語

　英語は一番時間を割けなかった科目です。

　2021年度の一般への対策と，2022年度編入試験に向けてのTOEICとTOEFLの対策で，初めて意識的に時間を割きました。TOEICは750点，TOEFLは70点と編入受験生の中ではアドバンテージをとれる点数ではありませんでしたが，出願要件は満たせました。

　対策は，高得点を取っている友人・知人に聞いて以下のテキスト等を使いました。リスニングは毎日少しでも触れるようにし，1.5倍速で聞いていました。

［TOEIC］
- ●『はじめてのTOEIC　L＆Rテスト　全パート総合対策』（アスク）
- ●『TOEIC　L＆R　TEST　出る単特急　金のフレーズ』（朝日新聞出版）
- ●『TOEIC　L＆Rテスト　精選模試リーディング』（ジャパンタイムズ出版）
- ●『TOEIC　L＆Rテスト　精選模試リスニング』（ジャパンタイムズ出版）

● 『TOEIC　テスト　公式問題集』（IiBC）

[TOEFL]

● 『はじめてのTOEFL iBTテスト 総合対策』（アスク）

● 『TOEFLテスト集中攻略リスニング』（テイエス企画）

● 『TOEFLテスト集中攻略リーディング』（テイエス企画）

● 『極めろ！　TOEFL iBTテスト　スピーキング・ライティング解答力』（スリーエーネットワーク）

● 『TOEFL　TEST　必須英単語　5600』（ベレ出版）

[その他]

● 『Next Stage』（桐原書店）

● 『ドラゴンイングリッシュ　基本英文100』（講談社）

● 『国公立大　医学部の英語』（数学社）

● 『基礎　英文法問題精講』（旺文社）

● 『速読英単語　必修編』（Ｚ会）

● 『速読英単語　上級編』（Ｚ会）

● 『速読英熟語』（Ｚ会）

● 『医歯薬系の英単語』（数学社）

● 『医学部受験のための英語小問集合対策選』（太陽出版）

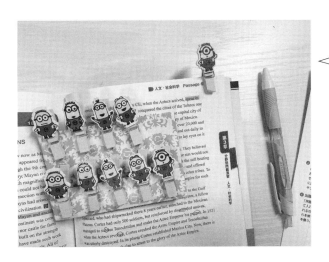

大好きな
ミニオンの
文房具で
気分UP↑

⑶ その他の科目

　基本的には一般再受験での合格を目指して準備していました。大学範囲の物理・化学を課すような一部の大学を除けば，一般再受験に照準を合わせて勉強しておけば，編入の筆記は通るようになると思います。あとは，受験する大学に合わせて，統計や大学有機を追加でやりました。

　編入の試験問題は回収される大学も多く，過去問を手に入れるのが難しいです。KALSに所属していると過去問が閲覧できるので，私は講座を取っている期間に，受ける大学の過去問を閲覧しました。解答は当然付いていないので，出る範囲の確認に使いました。志望度が高く解答が欲しかった大学に関しては，医学部編入をサポートしてくれるGHS会にお世話になっていました。ちなみに，GHS会には面接練習の時もお世話になりました。

　私の勉強法は特別なことはなく，ひたすら問題集を繰り返すものです。意識していたのは，「人よりも少ない時間で，人よりもたくさんやる（雑にやるのとは違います）」ことと「この問題集に書いてあることなら全てわかるという状態まで持っていく」ことです。

　時間もあまりなかったので，あれこれと手を出すよりは，合格者の方々から聞いた問題集をひたすら繰り返しました。以下，各科目で使用した問題集をご紹介します。

■ 物理
使ったテキスト等は以下の通りです。

----
①『橋元のはじめからていねいに』シリーズ（ナガセ）
②『宇宙一わかりやすい高校物理』（学研プラス）
③『物理のエッセンス』（河合出版）
④『良問の風』（河合出版）

　物理は初学のつもりで最初からやり直しました。『橋元のはじめからていねいに』（①）のシリーズがとてもわかりやすく好きでした。
　『宇宙一わかりやすい高校物理』（②）は人気がありますが，実際とても良

かったです。交流や原子など，苦手な分野は切り取って，試験の日も持ち歩いていました。付属の問題集は何度も解き，間違えた問題はコピーをしてノートにまとめ，間違えなくなるまで解き直しました。

『物理のエッセンス』（③）も何度も繰り返しました。大学物理を課さない編入の大学は，ここまでで十分かと思います。

私は一般も受ける予定だったので，『良問の風』（④）までやり，そのまま同著者の『名門の森』までやる予定でした（そこまで行かずに受験終了）。

■ 化学

使ったテキスト等は以下の通りです。

①『化学の新研究』（三省堂）
②『化学　基礎問題精講』（旺文社）
③『大学入試の得点源』シリーズ（有機・無機）（文英堂）
④『化学重要問題集』（数研出版）

まずは思い出すために，『化学の新研究』（①）をざっと読みました。細かなコラムなどは飛ばし，大筋を詰め込む感じです。その後は『化学　基礎問題精講』（②）を繰り返しました。

有機・無機は，『大学入試の得点源　化学［有機］［無機］』（③）シリーズを使いました。このシリーズは，非常によくまとまっていて大好きです。生命科学と同じように，この本に問題を解きながら出会った新しい知識は書き足して，「この１冊があれば無機・有機は何が来ても大丈夫」という１冊にしました。

さらに，全体の仕上げとして『化学重要問題集』（④）を使いました。また，大学範囲の有機化学が出る大学も受けたかったので，KALSの有機化学のテキストも勉強しました。大分忘れてはいましたが，一応薬学部時代に基礎はやっていたので，割とスムーズに進められました。

◾ 数学

使ったテキスト等は以下の通りです。

> ①『数学ⅠA（ⅡB・Ⅲ）の点数が面白いほどとれる本』シリーズ（KADOKAWA）
> ②『数学　基礎問題精講』シリーズ（旺文社）
> ③『標準問題精講』シリーズ（旺文社）
> ④『１対１対応の演習』シリーズ（東京出版）

　数学はすっかり忘れていたので，『数学ⅠA（ⅡB・Ⅲ）の点数が面白いほど取れる本』（①）シリーズをやり，基礎を思い出しました。その後は，『数学基礎問題精講』（②）シリーズを何回も繰り返しました。大学数学を課さない編入の大学は，ここまでで十分だと思います。

　私は，一般受験用に，『標準問題精講』（③）と『１対１対応の演習』（④）のシリーズもやりました。間違えた問題や解けなかった問題は，「こういうパターンの問題はこう解く」というように自分の中でパターン化して，頭の中のストックを増やしていきました。

◾ 統計

　統計は全く勉強したことがなかったので，合格者の方からおすすめの本を教えていただきました。『「医療統計」わかりません！！』（東京図書）は本当にわかりやすくて，おすすめです。「この本に出ている問題は確実に解ける」と思えるまで，何十回も繰り返しました（同書はレベルを上げたものが続きで出ており，北海道大学等難易度の高い統計が出題される大学を志望する場合は，そこまでやったほうがよいかもしれません）。

　これと，KALSの医学統計（疫学）対策の講座を学ぶことで，琉球大学の統計はすべて解けました。

◾ 国語

　現代文は，マーク式に関しては，一度コツを掴むと大分安定した点数を取れるようになりました。マーク式は，基本的には全て文章上に解答の根拠になる部分が必ずあるので，しっかり照らし合わせながら消去法で選択肢を削ってい

く感じです。

　古文・漢文は，共通テスト前の年末年始に文法と単語を大急ぎで詰めました。
あとは数年分過去問を解きました。

　使ったテキスト等は以下の通りです。

- ● 『国語［現代文］の点数が面白いほどとれる本』(KADOKAWA)
- ● 『マドンナ古文』(学研プラス)
- ● 『マドンナ古文単語230』(学研プラス)
- ● 『ステップアップノート30　古典文法基礎ドリル』(河合出版)
- ● 『漢文早覚え速答法』(学研プラス)

■ 社会

　本当は倫理政経で受験したかったのですが，社会も年末年始に急いで詰め込
む状態だったので，時間が足りず倫理で受験しました。『畠山のスッキリ解け
る　倫理　完成講義』(日本入試センター)で知識を詰め込み，同シリーズの
問題集を数回繰り返し，過去問を数年分解きました。元々割と好きだった科目
なこともあり，安定して8〜9割の得点が出来，本番もそれくらいでした。

■ 小論文

　私が小論文で受験したのは，北海道大学編入試験の2次試験のみです。以下
の本で，医学部でよく問われる医療系テーマの知識を頭に入れました。これら
は面接にも役に立つので，読んで良かったと思います。

- ● 『河合塾　医学・医療概説』(河合出版)
- ● 『河合塾　医学部の小論文』(河合出版)
- ● 『医系小論文　最頻出論点20』(教学社)
- ● 『医系小論文　頻出テーマ20』(KADOKAWA)
- ● 『医学部の面接（赤本メディカルシリーズ）』(教学社)

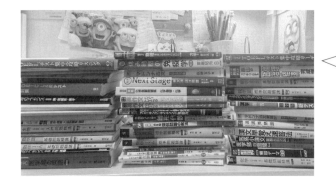

使い込んだ
テキスト類

5　実際の試験と面接について

(1)　琉球大学と愛媛大学の受験の感想

2022年度に合格を頂けた大学の試験の感想について書きます。

■ 琉球大学

個人的に，一般再受験ととても相性の良い大学の1つだと思います。

手ごたえは全体として7～8割でした（1次通過ラインは5～6割ではと言われています）。

● 私の手ごたえ

英語	午前中に「小論文Ⅰ」「小論文Ⅱ」という形で行われ，両方とも医療系の文章でした。小論文Ⅱは若干読みづらさを感じましたが，時間にかなり余裕があるので，しっかりと悩み解答を作ることが出来ます。問題は結構な文字数を書かせるので，ただ直訳していくのではなく，全体を見渡したうえで論理的な解答になるよう心掛けて書きました。
数学 （統計含む）	前半は基礎的な場合の数・確率の問題で，後半は統計の検定の問題でした。 完答したつもりが，確率のみ少しミスをしていました。統計は結構しっかり書かせる感じだったので，対策した人とそうでない人で差がついたかもしれません。

物理	原子の範囲で，公式をそのまま答えるのみの問題と，簡単なコンプトン散乱の問題でした。多分5分くらいで終わりました。これで物理は満点なのでコスパ最強だと思いました。
化学	気体の問題だった気がします。シンプルな問題でしたが，計算量は少し多く，答え方を数問ミスしました。
生命科学	元々そんなに点数が取れなくても仕方ないと思っていましたが，進化の問題でちょっと変わった出題でした。多分バチバチに準備してきた人と，私のように苦手な人との差がつきにくい問題だったのではと思っています。

■ 愛媛大学

　数問，大学の範囲も含んでいましたが，全体的には高校範囲が中心でした。
　全体的な手ごたえは8割くらいだと思います。懸念していた生命科学も，割としっかり解答できました。英語はTOEIC750点で出願しました。

● 私の手ごたえ

物理	原子と電磁気の問題でした。小問で一部悩んだものもありましたが，全体的に基本的な内容でした。
化学	サリチル酸の問題でした。IUPAC名だけ悩みましたが，それ以外は基本的な問題でした。
生命科学	半保存的複製と免疫の問題でした。半保存的複製に関しては高校生物の範囲で，免疫は『休み時間の免疫学』で読んだ内容でした。

(2)　面接試験への対策

　今までいわゆるちゃんとした就活や面接試験を受けたことがなかったので，苦手意識が強くありました。実際，筆記は数校通過できるようになっても，なかなか最終合格まで辿り着けずにいました。
　極めつけは，一般で受けた群馬大学です。再受験に厳しいという噂は当然聞いていました。しかし，共通テストの点数や過去問の手ごたえや倍率から考えて，点数を取れればいけるのでは，という気持ちで出願しました。結果的に，点数を開示してみると，合格最低点より20点近く高い点数を取れていましたが，

結果は不合格でした（念のために書いておくと，この件に関して私は大学側に不服はありません。私の年齢・経歴・志望動機，全てを踏まえて，懸念点を払しょくできるような面接が出来なかったためだと思っています）。

このままでは，筆記だけ通過して面接で落ち続けるということを繰り返してしまうと思いました（特に編入は，面接・志望動機を非常に重視する大学がほとんどなので）。

そこで，2022年の受験1校目になる琉球大学に向けては，志望動機の構成をもう一度練り直しました。結果的に，これが合格へ繋がったと思います。

自身の強みやアピールしたいことを紙に書きだし，それをどういった形なら最大限患者様に還元できる医療が出来るかを考えました。この作業は「3時間パソコンの前にいたけど，進んだのは2行のみ」というペースで，ただでさえ少ない時間がさらに削られていく感覚で非常に苦しみました。「この作業を乗り越えれば，絶対に合格が見えてくるから」と合格者の方に励ましてもらいながら，かなりの時間をかけて準備しました。

■ 志望動機の作り方

志望動機の構成は，合格者の方のnoteなども参考にしました。

簡単に言うと，「自分が薬剤師として働く中で，こんな課題を目の当たりにした。解決のために，こんな努力を重ねてきたが，やはりこの解決には医師になる必要がある」という流れです。そこに「さらに今まで得たこんな経験や，自身のこんな強みを生かすことで，こんなに最高の医療を提供することが出来る」といった感じで後押ししました。

また，各大学の特徴・各県の医療状況はかなり調べました。そこから，「なぜその大学じゃないとダメなのか」をしっかり伝えられるように準備しました。

合格者の方と何度も何度もやり取りさせていただきながらこの構成を練り直したことにより，面接でのアピールもしやすくなり，かなり答えやすくなりました。もし，面接対策をどなたかにお願いする場合は，志望動機の作成の時点から相談するとよいと思います。

■ 沖縄の離島の診療所の見学

面接対策のために，もう1つしたことがあります。琉球大学の面接の前に，

弾丸で沖縄の離島にある診療所を実際に見学させていただき，先生にお話を伺いました。

「東京で薬剤師をしております，○○と申します。こういった理由で，お話を伺わせていただけないでしょうか」と電話しました。いきなりで驚いたと思いますが，とても優しく対応していただき，お時間をいただけました。仕事後の最終便で沖縄へ向かい，始発のバスでフェリーの港へ向かい，島を往復して，その日の最終便で東京に戻ってくるという，かなりの強行スケジュールでした。

先生は本当に素晴らしい方で，救急ご出身で現在は離島で診療をしていらっしゃるという，まさに「私が目指す医師」の姿でした。現場を見て，お話を伺えたことで，面接で答える内容にも説得力が出ました。

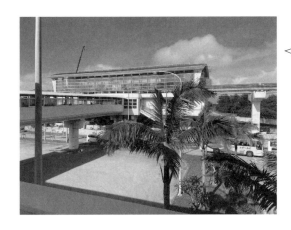

強行スケジュール
で行った沖縄

■ 琉球大学・愛媛大学の面接

実際に合格を頂けた面接では，自身の強みや性格をアピールすると共に，医師への強い熱意が上手く伝わったと思います。

琉球大学は３分間の英語スピーチ，愛媛大学は10分間の自己PRプレゼンが特徴です。緊張することは目に見えていたので，緊張で頭が真っ白になった状態でも，口から自然に言葉が出てくる状態まで練習していきました。

結果的に両大学ともミスなく終わり，愛媛のプレゼンもしっかり面接官の先生方を見ながら話す事が出来ました。

特に意識したのは，次の点です。

① 熱意を伝えること

② 覚えてきた回答の発表会にならないようにすること（しっかり会話をする）

③ 自分を合格させるメリットをしっかりアピールすること

　②はその場で思うままに会話をする，という意味ではなく，むしろ逆です。出来る人はそれでよいと思うのですが，私はそれが上手くできる自信がなかったので，思いつく限りの想定問答を用意し，頭に叩き込みました。そして大事なのは，それを「暗記してきましたよ」感を出さずに話すことです。

　③に関しては，どの質問に対しても自身のアピールを絡められるよう意識しました。会話の出来ない人だと思われたら終わりなので，当然，無理のない範囲です。

　私の合格を決めたのは，おそらく①かなと思っています。琉球大学は面接の最後の「何か伝えたいことはありますか？」という質問に対して，愛媛大学はプレゼンの最後に，先生方に改めて向き合って，「私はどうしても医師になりたいんです，人生をかけてここに来ているんです」という想いを熱く伝えました。実際それがどの程度先生方の心に刺さったのかはわかりませんが，自分ではこの熱意が合格へと大きく後押しをしてくれたのではと思っています。

6　合格，そして両親への報告

(1)　琉球大学・愛媛大学の合格発表

　忘れもしない2022年7月1日14時，琉球大学の合格発表がありました。その日も仕事でしたが，朝からずっとソワソワしていました。発表時間は休憩中で，薬局内に1人でいました。画面を開き，5個の番号の中に自分の番号を見つけました。人生で初めて夢が叶った瞬間であり，腰が抜けました。何度も番号を確かめて，何枚も画面をスクショしました（笑）。

　すぐに，ずっと気にかけてくださっていた社長と，一番お世話になった編入の先輩に電話で報告しました。お友達や他のお世話になった方々にもすぐにラインで報告しました。「ここからは医師になるために頑張ってよいんだよ」と

言われ，これからは夢に向かって頑張れるんだと実感しました。途中で仲良しの事務さんが戻ってきて，事務さんの前で号泣しました。150人を超える受験生の中から最後の5人に選んでいただけたということに，ものすごく感激しました。

愛媛大学は，面接の感触が自分的には良かったので，正直かなり期待して発表を待っていました（笑）。発表の時間は仕事中だったので，なかなかネットを見られずやきもきしました。合間を見て番号を確認し，自分の番号を見つけました。尊敬する先輩が在籍する大学でもあり，仲良しの友人も受かっていたため，喜びも倍増でした。

⑵　受験を知らせていなかった両親に報告

両親には，合格を頂いてから報告しました。今まで両親にはたくさん心配をかけてきてしまったという想いがあり，受験を決めた時点での自分との約束で，受験のことは知らせていませんでした。全て自分の力でやりきって，合格を頂いてから両親には報告するんだと強く心に決めていました。

実家から電車で20分位の所に住んでいましたが，年末年始も帰って来ないので（共通テスト前なので，それどころではなかった），少し不思議には感じていたようです（医学部の受験をしているとは想像もしていなかったようですが）。

最初の琉球大学の合格が出た後に家族での食事会があったので，その最後におもむろに合格証を出しました。

「実は，どうしても医師への夢が諦められなくて，ここ2年位勉強をしてました。何とか合格を頂けたので，来年から5年間もう一度学生をやってきます！」と打ち明けました。かなり驚いていましたが，すごく喜んでくれました。

私の両親は2人とも歯科医ですが，私の進路に何かを強制してきたことは一度もなく，いつも私の決心や希望を応援してくれてきました。今回も「私の夢が叶った」ということをとても喜んでくれていました。

　社会人になってからの挑戦は色々悩む方もいるかもしれません。人生の中で何を優先させるかは人によりますが，私は再チャレンジして心からよかったと思っています。

　夢のスタートラインに立てた瞬間の，あの震えるような感動と喜びは多分一生忘れないと思います。

　「努力は裏切らない」そう信じて私は勉強していました。悔しくて泣いたり，不合格に凹んだこともありましたが，夢に向かって必死で走ったあの時間は，私にとって最高の宝物です。

　そして，「私の夢は1人では叶わなかった」と心から思います。本当にたくさんの方に助けていただいて合格まで辿り着くことが出来ました。感謝で一杯です。

　この合格体験記が，これを読んでくださった方の背中を少しでも押すお手伝いが出来たら嬉しいです。皆様の夢が叶うよう，心から応援しています。

FILE 2

理学療法士として働きながら
滋賀医科大学に合格

■リアルポイント■

● 夫婦とも医療関係者。コロナ禍では専門病棟も経験。

● 仕事の都合で滋賀医科大学単願だった。

● 夜9時に寝て朝3時起きの生活。

K (20代男性)

国立大学医学保健学科理学療法学専攻を卒業。その後市民病院に就職し急性期リハビリ業務に従事する。業務を行う中で自身の将来と現代医療の課題を考え受験を決意し，仕事を続けながらKALSに入学。2021年11月滋賀医科大学に合格。現在は1児の父としても奮闘中。

CONTENTS

〈はじめに〉

　国立大学医学部では保健学科理学療法学を専攻し，卒業後は市民病院に就職しました。急性期リハビリ業務に従事する中で，高齢化により「治療の終了＝退院」とはならないことを実感します。このような状況を打破するためには，リハビリなどのチーム医療が機能する必要があると考えました。「理学療法士の資格を持つ自分が医師となることで，より良くこの課題に貢献できるのではないか」そう考えるようになり，医学部受験を決意しました。

　また，医学に携わる者として，医学の根幹にある生理や解剖などをもう一度深く学びなおし，自身の将来に役立てたいという気持ちもありました。

　ただ，医学部受験を決意した当時，既に結婚しており（決意時点では子供の予定はありませんでした）妻に自分の意思を相談しても，素直に応援してくれる状況にはなりませんでした。

　妻からすると，今の生活を捨てて新しく何かを始めることには懐疑的になったのでしょう。私も妻も医療職で，二人共特に今の生活に不満があったわけではないため，生活などへの不満から受験を決意したからではなかったからだと思います。そのため，妻には受験だけさせてほしいと話しました。具体的には，受験だけして不合格なら今の生活が変わることはない。もし合格ならそこで相談して決めればいいと話しました。そのため，家族の時間は削らないこと，受験のために家族の将来を変えないこと，自分の時間をやりくりして受験勉強に充てることを約束しました。

家族がいるため，必然的に働きながらの受験となりました。そのため，要所に工夫を凝らし，効率の良い勉強を行うように心がけました。

　本書をお読みの方にも，様々な背景をお持ちの方がいらっしゃるかと思います。私の体験が，同じような背景を持つ方（もちろんそうではない方も）の手助けになれば幸いです。

1　家族の事情で滋賀医科大学単願

　2020年8月に河合塾KALSに入塾しました。自身の過去の体験から，受験において重要なのは情報であると感じていました。しかし，編入試験はほぼブラックボックスなので，貴重な情報を得るためにはKALSに入塾することはマストであると考えました。

　珍しいケースだと思いますが，KALS入学時点で志望校をほぼ滋賀医科大に絞っていました。確かに，医師になることだけを想定するなら，全国にある大学を受け続けることが正しいです。ただ，家族にも仕事があり，生活拠点を変えたくありませんでした。滋賀医科大学に絞ったことで，受験科目も生命科学，英語，物理，化学，統計と決まり，5科目への対策に力を注ぎ込みました。

2　働きながらの受験について

(1)　夜9時に寝て朝3時起きの生活

　働きながらの勉強に加えて自分の時間の中で受験勉強を行うという約束があったので，安定して勉強時間を確保するために早寝早起きを心がけました。

　具体的には，夜9時に寝て，朝3時に起きて勉強していました。まだ家族が寝ている静かな時間帯に集中して勉強するイメージです。これで，平日は2～4時間の勉強時間が確保できました。また，休日は，週休2日のうち，できるだけ1日に家族の用事を済ませるようにし，あとの1日はまとまった時間を確保しました（8～10時間）。はじめはしんどかったですが，体が慣れてくると

自然と9時寝3時起きに体が慣れました。

　また，昼休みやちょっとした空いた時間には，単語を思い出したり生命科学のテーマを思い出したりはしました。

⑵　付き合いやSNSを断つ

　飲み会や友達の誘いも断ることが多くなりました（そもそもコロナ禍の病院ルールで断らざるを得ませんでしたが）。ご時世のおかげというのも奇妙ですが，飲み会などのイベントが減ったのでスケジュール管理はしやすかったです。

　さらに，SNSを辞めました。どうしてもだらだらと見てしまう上に他人と比べてしまうからです。

⑶　医療者としてのホテル暮らしとスランプ

　普段は通常病棟勤務ですが，2021年のコロナの感染ピーク時には，3週間ほど感染病棟に携わる勤務となりました。その際は自宅に帰らず，病院が用意したホテル暮らしとなりました。集中力に欠けることが多く，この時はさすがにスランプに陥りました。ホテル暮らし終了後は5日間ほど毎日趣味の釣りにいってリフレッシュしました。

　友人の結婚式に顔を出すこともできず大変申し訳なかったです。自分は医療職なので仕方がないと思いつつも，夫婦ともにフラストレーションがたまる時期でした。

3　科目別勉強法

　全科目共通ですがKALSの教材をメインにしていました。大学時代の専攻もあり，生命科学は得意でしたが，物理，英語には苦労しました。

■ 学んだことが現場で活かせる生命科学

私は職場が病院なので，授業で学んだ内容をすぐ現場で活かせることが多

かったです。学んだことをリンクさせやすいということは，勉強において非常にメリットでした。

　基本的にKALSの授業のみで十分対応可能な気がしますが，滋賀医科大学は植物や進化などのKALS授業で取り扱わない分野の出題もあるので，その部分だけ自己学習しました。

　テキスト，確認テストは基礎シリーズで2周程度，完成シリーズ，実戦シリーズで4周程度解きました。ワークブックは両方とも3周程度解いた記憶があります。また，わからない単語，エピソードは都度Excelにまとめて移動時間や休憩時間に眺めました。

■ 苦手な英語は移動時間や休憩時間に強化

　毎日英文，単語のアップデートに努めました。そのため，実戦シリーズ終了後は滋賀医科大学対策に『NextStage』（桐原書店），『TOEFLテスト　リーディング問題270』（旺文社）を加えました。わからない単語は都度Excelにまとめて移動時間や休憩時間に眺めました。

　英語は苦手だったため，まずは単語量を増やすことに意識を向けました。それは基礎力テストを受けた際に文構造でわからなくなるより，単語でわからなくなり文意を読み取れないことが多かったからです。また滋賀医科大学はTOEFLに近い問題であるため医療単語のみ増やすのではなく，植物や歴史，経済などの単語もしっかりと暗記するように意識しました。ある程度単語量が増えたと感じられた実戦実力テストあたりから得点が伸びたので，この方法を継続しました。また，同時期より英文法や語法などの問題にも取り組み，対策を行いました。

■ 物理，化学

　物理は苦手だったため，まずは，テキストの公式，原理を理解し自身で導出や証明ができるようにしました。その上でテキストの問題を繰り返し解くことで，まずは基礎力を固めました。次に，滋賀医科大学対策としてセンター試験の過去問を解きました。

　理科系の科目に共通することだと思いますが，焦って問題数を増やすより，まずはじっくりと基礎力の向上に注いだほうが後々有効な気がします。滋賀医

科大学の問題は，突拍子もない問題というより基本的な問題が多い印象だったので，所謂標準的な問題を解くことに力を入れました。

　直前期にはプレミアム講座を受講し，滋賀医科大学特有の問題傾向を掴むことに注力しました。

■ 統計

　あまり力を注いでいませんが，KALSの統計授業と，『やさしくわかる統計学数学』（ノマドワークス）を読み，式などの導出を行いました。

4　滋賀医科大学の面接対策

　前述の通り，私の事情だけで家族の生活を大きく変えることは望まなかったので，面接対策も滋賀医科大学を想定して組みました。

　同大学特有の問題解決や特色に私はこれだけマッチしている，私を合格させることでこんなメリットがある（やる気をアピールするよりも利点を説いたという意味です），といった内容を意識した上で面接に挑みました。

Message

　合格して一番喜んでくれたのは妻でした。私の我儘の受験に付き合ってくれて大変嬉しかったです。もし合格ならそこで二人で決めればいいと約束しており，合格発表時には妻と二人で話し合いました。ただ妻が私以上に喜んでくれて大した話し合いもなく進学することに決まりました。むしろ，私が進学すると5年ほど迷惑をかけるが大丈夫か？　と何度も聞いたほどでした。また，今は子供がいますが，何とかやれているのも妻を含めた家族のお陰だと本当に思っています。

　今後は急性期医療の現場に携わりたいと考えています。合格したことは嬉しいですが，これが私のゴールではありません。これからも頑張りたいと思います。

FILE 3

外資系コンサルで働きながら
岡山大学に合格

■リアルポイント■

- 米国留学経験があるので，生命科学に全振り。
- 英語は話せるものの，和訳で苦労した。
- コンサルでは時間が捻出できるプロジェクトを選んだ。
- iPadを活用して勉強。

H.M （25歳女性）

米国州立大学経営学部卒業。外資系コンサルティングファームで高齢者医療関連の産学連携プロジェクトに従事した経験から医学部受験を決意。2021年4月から本格的に受験勉強を開始し，河合塾KALSを基礎・完成・実戦コースを受講。仕事と両立しながら2022年岡山大学に正規合格。

英語と生命科学のみの2科目校を受験。結果は，鹿児島大学（1次×），東京医科歯科大学（1次○2次×），岡山大学（最終合格），大分大学（1次○2次×）。

CONTENTS

〈はじめに〉

　高校までは，日本の学校に通っていました。大学進学を検討する時点で将来の明確なビジョンがなかったため，文理横断的な学びができる米国の大学への進学を決めました。

　大学卒業後，米国で投資関連企業へ就職し，帰国後はコンサルタントとしてヘルスケアビジネスに従事していました。国立研究所とのプロジェクトにてコンサルタントとしてできることに限界を感じたことから医学部受験を決意し，2021年4月から仕事を継続しながら受験勉強を開始しました。

　勉強開始と同時に河合塾KALSに入塾し，基礎コースから受講開始しました。海外大卒文系で日本の受験を経験したことがなかったため，生物基礎も未履修でした。そのため，KALSを利用しない選択肢はありませんでした。

1 激務と言われるコンサルで 働きながらの受験について

(1) 時間の捻出が課題

　激務と言われる外資コンサルティング会社でフルタイムで働いていました。そのため，勉強時間の捻出は課題でした。しかし，完全リモートであることと，コンサルティング会社特有の事情にはなりますが，時間が捻出できそうなプロジェクトにあえて立候補するなどして時間を作りました。

　受験を検討した時期からより高いパフォーマンスを上げることでプロジェクトを優位に選べるように意識はしましたが，何よりも運に恵まれました。

　平日，休日ともに勉強時間は平均 6 時間ほどです。0 時間の日も10時間の日もありました。

● ある平日のスケジュール

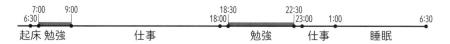

7:00	9:00		18:30	22:30	1:00	
6:30			18:00	23:00		6:30
起床 勉強		仕事	勉強	仕事	睡眠	

(2) 会社には知らせず勉強

　ちなみに，辞職することは全く考えていませんでした。私の性格的に社会における所属がなくなることは精神的に耐え難いと考えたからです。

　よって，会社には受験のことは伝えず最後まで内密にしていました。受験が 2 年目に突入する場合には，1 年間のサバティカル休暇の取得を視野にいれていました。

2 2科目の勉強戦略

(1) 得意の英語を活かすため2科目校に絞る

　自身のバックグラウンドから1年目は2科目校しか眼中にありませんでした。逆に2科受験校であれば選り好みせず，多くの学校を受けることを決めました。受験校の決定は2022年の1月でしたが，母校の海外大学からの必要書類の取り寄せには時間がかかることを見越して2021年の12月には大体の受験校数を見込んで書類の準備をしました。

(2) 生命科学に99％の時間を注ぎ込む

　費やした時間のうち，生命科学が99％，残りが英語です。
　自身のバックグラウンド（文系，TOEFL100以上）と働きながらの受験であることから，生命科学に全振りしました。入校前に独学で理論化学の学習を試みましたが，生命科学の理解には多少役に立ったものの，得点源になるレベルには程遠い完成度でした。
　ただ，米国大学に進学して英語を学んでいたので得意科目のはずですが，KALSでの成績は英語より生命科学の方が常によかったです。編入で合格するためだけに和訳の勉強をすることに意義を感じず，点数を取れる記述方法の習得まで学習が及んでいなかったことが原因です。
　実は，今まで単語帳を使って勉強をしたことがありませんでした。米国の大学で授業への出席と課題をこなすうちに自ずと英単語が記憶されていたからです。しかしながら，自然と身につく英単語には限りがありました。そこで，KALSの単語帳を丸ごとAnki（暗記用アプリ）に入れて移動時に記憶しました。

(3) 生命科学における私の勉強ルール

　勉強方針は一言で「徹底した理解と記憶」です。
　私は学生時代から一貫して予習はしない主義です。理由は，予習で理解でき

ないことがあれば講義前に調べ尽くしてしまい，時間の無駄であることと，間違った知識をインプットしてしまう可能性があるからです。

　つまり，私は理解できない事柄を一つでも残しておくと不安になり，全体の学習の定着率が下がります。よって，私の勉強サイクルは下記になります。

①講義を見てノートを完成させる
②不明点を徹底的に調べる
③記憶する
④問題を解く
⑤追加分を記憶する

■ 講義ノートの作成（iPadを使用）（①）

　まず，先生の一言一句逃さずノートを取りました。聞き取れない場合や理解が追いつかない場合はその都度巻き戻ししました。よってノート完成までに講義動画の長さの3倍はかかりました。

■ 不明点を徹底的に調べる（②）

　講義ノートを完成させたあと，理解ができなければ信頼できるサイトで調べ，チャートや図等をiPadのノートアプリに追加していました。

■ 記憶（③）

　ノートアプリを出力しデジタル版の赤シートを作成してひたすら記憶しました。記憶が曖昧なうちに演習に入るのではなく，一度しっかり記憶することで，少ない問題量でも理解度を確認することができるようにしました（やり方の詳細については，47頁）。

■ 問題を解く（④）

　問題演習では，問題の正誤のみならず正解した問題も100％の自信での解答でなければ印をつけ，不正解として解き直しをしました。逆に自信を持って解答した問題は復習しないと割り切ることで時間の有効活用を意識しました。

◘ 追加分の記憶（⑤）

最後に，演習で追加された情報も含めて完璧に記憶します。

◘ 講義動画の公開スケジュールをペースメーカーにして進める

この①から⑤のサイクルは，講義動画の公開スケジュールに遅れないことを絶対的なルールとして取り組んでいました。

ちなみに，利用した書籍は『コスタンゾ明解生理学』（エルゼビア・ジャパン株式会社），『プログレッシブ生命科学』（南山堂）等です。特に，前者は生理学における計算問題が多数記載されているので，参考書兼問題集として活用しました。

⑷　生命科学の不得意分野をどうするか

生命科学のうち，物理や化学の素養が必要な分野（細胞膜の電気的特性やサーファクタントと表面張力の関係など）は苦手でした。上記のように完璧に理解できないことに不安を感じる性格のため，物理基礎および化学基礎を履修していない私にとって大きなストレスとなりました。

これらの分野は付け焼き刃で対処することはできないので，KALSのテキストにある問題を完璧にするまでにとどめました。結果として，鹿児島大学でテキストの問題と極めて類似したドナン平衡の応用問題が出題されましたが，歯が立ちませんでした。

3　記憶にはiPadを活用

GoodNotesというノートアプリで講義ノートを作成しました。その後，ノートを出力し，暗記ノートというデジタル版赤シートアプリを使って隠したい部分を緑のペンで塗り隠すことで暗記しました（次頁イメージ１，２参照）。

● イメージ1：暗記ノート上で暗記すべき部分を塗りつぶしていく

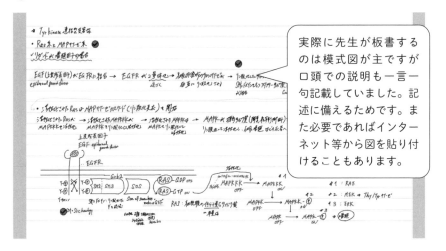

実際に先生が板書する
のは模式図が主ですが
口頭での説明も一言一
句記載していました。記
述に備えるためです。ま
た必要であればインター
ネット等から図を貼り付
けることもあります。

● イメージ2：実際に隠して思い出す

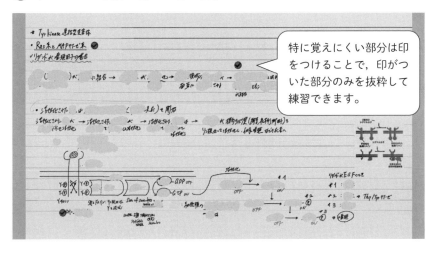

特に覚えにくい部分は印
をつけることで，印がつ
いた部分のみを抜粋して
練習できます。

4 偏差値や点数はできるだけ気にしない

　偏差値や模試の点数は参考程度に捉え，一喜一憂はしませんでした。逆に言えばずっと「憂」です。平均点が低いので偏差値が悪くなくても点数自体は低く感じており，ずっと赤点気分でした。

● 成績の履歴

基礎シリーズ生命科学	1回復習テスト　65点　2回復習テスト　50点　3回復習テスト　52点（58.8）
完成シリーズ生命科学	中間テスト　67点　実力テスト　52点（57.9）
実戦シリーズ生命科学	中間テスト　54点（58.7）　実力テスト　72点（70）
第1回公開模試（記述）	生命科学　115点（72.2）4位　英語　80点（67）8位
第2回公開模試（マーク）	生命科学　62点（58.8）39位

※（）は偏差値

5 面接対策

　面接の1日前に，KALSの志望校別の過去面接で聞かれた質問リストをエクセルに落とし，自分の回答を記入しました。回答する内容を一言一句覚えるのではなく，キーワードのみをなんとなく記憶しました。当日は結論ファーストで述べるように意識しました。

　面接対策に関しては，後述のネガティブな性格から1年目は書類で落とされ筆記試験にさえも辿り着けないであろうと決めつけていました。ですので，全て筆記通過後の面接対策となり，なぜ医師になりたいのかというストーリーが自身でも腑に落ちないままの受験となりました。特に，研究や臨床，産学連携など大学ごとに求める人材が違うことを見越して自身のストーリーを毎回作り変えていたので，最終面接に行けば行くほど頭が混乱しました（笑）。

　そのせいか，結果的には1番最初に面接を受けほとんど対策をしていない岡

山大学から最終合格を頂くことになりました。岡山大学の面接は，なぜ医師になりたいのかよりも経歴の深掘りや時事問題に関する設問が多く，自分語りをしないで済んだのが良かったのかもしれません。

Message

よく「自分を信じる力が必要」と言われます。しかし，私の勝因の一つは，常に自分を過小評価していたことではないかと思います。「募集人数5人」と聞いて自分が選ばれると誰が思えるでしょうか。私は5人に入るなんて到底思えませんでしたし，なんなら今でも半信半疑です。しかしこのすこぶるネガティブな性格により，私は合格するまで勉強し続けることができました。

自信がないため今年度の受験を辞めようとした際に，受験断念を止めてくださったKALSの井出先生にも感謝しています。KALSの先生，チューター，教材のどれが欠けても私の合格はありませんでした。

自信や覚悟がなくても，勉強し続ければ見えてくるものがあります。覚悟は後からついてきます。辞職はしないなどある程度のリスクヘッジができるのであれば，まずは気負わずに挑戦してみる価値はあるのではないでしょうか。

FILE 4

文系営業マンが1年で
金沢大学・長崎大学・大分大学・
鹿児島大学・富山大学に合格

■リアルポイント■

● 貯金をして会社を退職したが受験生活最後の方はカツカツ。

● Excelで勉強記録を事細かにつけていた。

● 営業マンなので面接には自信があった。

島貫 朔乃介 Sakunosuke Shimanuki （20代男性）

慶應義塾大学経済学部卒業後，製薬会社営業職として2年間医療機関を回る。その後，本社営業企画職として内勤業務に携わる。退職後，河合塾KALSを利用し受験に専念。金沢大学・長崎大学・大分大学・鹿児島大学・富山大学に合格。金沢大学に進学。

CONTENTS

〈はじめに〉

　大学付属校からの文系学部出身の私が，製薬会社で働くうちに，医学をイチから学びたい気持ちが強くなり，その後1年を経て2022年4月に医学部に編入しました。

　受験の経験談を記憶が薄れないうちに書き留め，これから医学部学士編入を志す方の一助とするために筆を執りました。参考になることがあれば幸いです。

1　最初に知っておくべきお金の話

(1)　仕事を辞めるか否か

　私はある程度貯金の算段をつけて仕事を辞めて受験に専念しましたが，気づ

いたら受験後半戦はカツカツの暮らしになっていました。継続的な収入があるというのは，精神面を安定させる上でも重要です。ご自身の軍資金・勉強量のバランスに応じて，仕事をどうするかを決定されるとよいかと思います。

⑵　受験専念は思っている以上にお金がかかる

　いきなりお金の話をはじめに述べる理由は，「軍資金を貯めるのには時間を要する場合があるため早い段階で詳細を知ることが重要」だからです。

　受験勉強に専念するために仕事を辞める場合は，思っている以上にお金がかかります。食費などの生活費は勿論ですが，特に住民税に気をつけてください。それに加え，月々の固定支出である生命保険料や携帯電話料金の支払い，健康保険料の支払いもかなり痛いです。

● かかったお金

予備校・テキスト代	医学部学士編入の予備校で最も利用者・合格者が多いのは河合塾KALSであり，私も利用していました。1,100,000円は支払っていると思います。お金はかかりますが，私のように大学受験経験がなかったり，文系出身だったりという方は，KALSを受講するほうが効率的だと思います。
出願料（検定料）	国立大学医学部学士編入の場合，どの大学でも出願料は一律30,000円です。それに加えて手数料や郵送料がかかります。7校出願したため，出願料だけで224,000円ほどかかりました。
交通費・宿泊費	医学部学士編入の筆記試験・面接試験は，原則として全て現地で行われます。受験者の居住地にもよりますが，ほとんどの場合で前日入りが必要になり，飛行機もしくは新幹線の利用も必須となります。さらに，空港からのリムジンバスやホテルから試験会場までのバス・タクシー代もかかります。私は5校受験し，交通費だけで450,000円ほど支出しました。さらに，ホテル代で50,000円ほど支出しました。

2　文系出身者の志望校の選定について

　志望校選定についての話は，KALSが定期的に開催しているオンラインガイダンスに勝るデータはないと思いますが，私見をお話します。

　北海道大学，弘前大学，滋賀医科大学，山口大学，琉球大学など，近年文系でも合格実績がある4科目校受験校もありますが，文系はまず英語と生命科学の2科目受験に専念し，万一受験2年目に突入してしまうようであれば，そこで初めて物理化学の勉強を始めるくらいの見通しでよいと思います。多大なエネルギーをかけて受験校の幅を広げる必要はありません。

　逆に，理系出身の方は，英語・生命科学・物理・化学・（数学）4科目校を受験・対策するべきだと思います（英語ができる理系の方はこの限りではなく，医学部学士編入受験者層の中では最強です）。

　また，ご存じの通り編入は定員が少ない（5〜20人）ため，特に志望校を決めずに受けられるところは全部出願すべきだと思います。KALS模試で合格ラインに達していなかった人が繰り上げ等で滑り込むケースもあります。私は結局7校出願して5校受験しました。

3　長期戦にならないための精神衛生の保ち方

　医学部学士編入受験勉強は，半年程度で受かってしまう人もいれば，2年以上かかる人もいます。メンタルのアップダウンなくコツコツと勉強を継続するためには，精神衛生を保つ戦略が必要です。

　私は毎朝7時に起きてまず机に向かってとりあえず勉強を始めるというのをルーティンにしていました。「気づいたら11時くらいになってて午前中に4時間も勉強できていた」という感覚が好きでした。

　さらに，心身の健康のため，月に2〜4回は運動するようにしていました。

　また，人と話すのも好きなので，自分と同じように勉強を頑張っている前職の同期と定期的に電話してお互いにモチベーションを保っていました。

4　私の生命科学対策

(1)　記述対策がマスト

　2科目受験校の場合は，試験科目で最も差がつくのは生命科学です。

　生命科学は，闇雲に勉強するのではなく，「ここに取り組めば最も効率がよい」というポイントを見定めて勉強するのが大切です。

　最も大きな配点ウエイトを占めているのは記述です（穴埋め問題が多い旭川と金沢でも点数の半分以上が記述です）。記述問題で点数をきっちり取れる対策をしたところ，5校中5校全ての筆記試験を通過しました。

(2)　記述問題を解く際のポイント

　さて，記述問題できっちり点数が取れるようになるにはどうすればよいでしょうか。まずは，記述問題を解くプロセスを分解して考えます。

①問題文で訊かれていることを理解
②訊かれていることに対する答えを想起
③指定文字数以内で情報の過不足なく一読了解性のある文章を書く

　①②と③とでは，必要な能力が全く異なります。①②では生命科学知識（語句レベル）のinputが必要です。③ではinputした知識を基に正しく文章を織りなす力（output力）が必要です。語句の穴埋め問題はinputだけで解けますが，記述問題はinput & outputの双方が揃っていないと回答不可です。

　つまり，このoutput力の向上にどれだけ労力をかけるかで勝負が決まります。そこで，私はoutput力を高めるために，「KALS生命科学要項集」とWordを使いました（ちなみに，Wordを使っているのは手書きよりも効率がよいからです。当然，私的な記述練習以外には使っていません）。

　要項集には各セクションの最後に過去問から抜粋した記述問題と模範解答が沢山載っています。そこで，この要項集を次のように使いました。

① 要項集の設問（約260問）を全てWordに入力
② 設問に通し番号をふる
③ 通し番号をシャッフルし，ランダムに設問を解いていく
④ 模範解答と自分の解答を見比べ，自分の解答を5段階評価で評価し，記録
⑤ 模範解答を見てもわからなかったところはいくら時間がかかってもいいから要項集＋別の参考書で納得いくまで調べる
⑥ ③〜⑤を繰り返し，要項集の設問全てを1周する
⑦ 手も足も出なかった評価1の設問の2周目をする
⑧ 評価2の設問の2周目をする

(3) 記述問題以外（計算問題等）の対策

記述以外の計算問題等は，以下を解けるようにしました。

> logの計算／酸塩基平衡（ヘンダーソン-ハッセルバルヒの式）／ネルンストの式／ゴールドマン-ホジキン-カッツの式／ミカエリス-メンテン機構／ラインウィーバー-バークプロット／糸球体濾過値／二重標識法／メンデル遺伝

5 私の英語対策

　試験科目のうち差がつきやすいのは生命科学ですが，英語が足を引っ張るといくら生命科学ができてもしんどいものがあります。

　勉強開始時点における私の英語力は，TOEICは850〜900，TOEFLは70台，会話力はなしという程度でした。いわゆる「純ジャパ」かつ大学受験未経験なので，文法がまったくよくわからない状態から始まりました。

(1) 和訳力が鍵

　まずは，英語の試験を解くプロセスを分解して考えます。私が考える英語の

試験を解くプロセスは以下の通りです。

①まず設問を見て設問で訊かれていることを理解する
②解答根拠を文章中から素早く見つける
③自然な日本語に訳しつつ記述する

　英語は生命科学と異なり，文章中に解答が存在します。また，下線部和訳も頻出です。これが大きなポイントです（稀に例外として自由記述等の問題もあり）。極論，文章の話の内容がよくわからなくても，基本的には解答根拠を和訳できればかなりの得点を稼げます。

　したがって，医学部学士編入試験の英語を解く上では，英文を自然な日本語として和訳する力を磨くことが最も重要です。ただ，「和訳力を高めればいい」と簡単に言っても，そのためには複合的なトレーニングが必要です。強化すべき力は以下の４つに分類されると考えます。

● 強化すべき４つの力

①単語力の強化	単語がわからなかったら完璧な和訳はできませんし，単語を知っていても複数の意味がある単語の場合は，文脈に沿った用法で和訳できないと減点対象になります。
②文法知識の強化	単語がわかっても，文法がわからないと支離滅裂な和訳になります。例えば，前置詞が単純に前置詞として機能しているのかそれとも熟語を形成しているのかの判断，-ingや-edが形容詞として働いているかの判断ができる必要があります。
③構文を見抜く力の強化	上記の①②ができていても構文を見抜けないと，これもまた支離滅裂な文章になります。構文は，医学部学士編入では下線部和訳で頻出です。例えば，Had S～構文やNot only～but also構文はよく出ます。
④自然な日本語で書く力の強化	①②③ができればほぼマルが来ます。しかし直訳が合っていたとしても，日本語としてはおかしな文章になることもよくあります。日本語として意味の通る文章に仕立てることが重要です。実際に鹿児島大学は英語の試験で，「国語の表現力をみる」と募集要項に明記しています。

⑵　KALSの英語教材で必要十分

　実際に私が使った参考書はKALSの英語教材一式だけです。これだけで十分すぎるぐらいです。その中でも単語リスト，実戦医学英語テキスト，完成医学英語テキスト，医学英文法Ⅰを愛用していました。テキストは全て過去に出題された英文を用いて構成されており，全文和訳も付いているので過不足ありません。私が和訳力を高めるために行った具体的な勉強方法は以下の通りです。

①　KALS単語帳とマイ単語帳で英単語・熟語・構文を暗記する（毎日）
②　実戦or完成医学英語テキストの長文を読む
③　文構造が難しくて何回読んでもよくわからない文に出会う

④　自力で文の要素を分解して完全に理解できるまで読む（所謂精読）
⑤　文法がわからない場合は医学英文法Ⅰを参照する
⑥　それでも理解できなかったらdeepLかGoogle翻訳にかける
⑦　それでもわからなかったら特殊な言い回し（熟語や構文）を疑い，英辞郎で調べる
⑧　新たに覚えた単語・熟語・構文をマイ単語帳に追加する
⑨　理解できたらその箇所を和訳する
⑩　DeepL or Google翻訳よりも綺麗な日本語で和訳できたら，読み進める

⑪　文構造が難しくて何回読んでもよくわからない文に出会う

（以下，くり返し）

　アルクの英辞郎（https://eow.alc.co.jp/）は熟語や慣用表現も多く収録しているので，精読する際に使うツールとしては一番おすすめです。
　この①〜⑪をテキストに収録されている全ての文章で行えば，理解できずにつっかかることがなくなります。そして医学部学士編入レベルの英文なら，ほぼ全ての文を和訳できるようになります。多くの文章に触れて，読めなかった英文を理解し，和訳するというサイクルを高速で回し続けることが肝心です。

6　勉強記録のすすめ

　私は勉強記録により，合格までの道のりを短縮かつ明確化できたと考えています。「記録をつける・つけない」は完全に好みが分かれると思いますので，「自分には合わない」と思われましたら読み飛ばしていただければと思います。

　私が考える記録をつけるメリットは以下の通りです。

- 科目ごとの勉強時間が明確になる
- 総勉強時間がわかる
- 勉強以外の無駄な時間を減らせる
- どのような勉強をどれくらいした結果，点数が取れた・取れなかったがわかる
- 再現性を高められる

　私はExcelを使って以下のように記録を管理していました。基本的にはグラフを表示するシートと，グラフのrawデータを入力するシートを使いました。私はExcelを使いましたが，より手間のかからないスタディプラス等の優秀な勉強記録アプリを使ってもいいと思います。

● Excel勉強記録

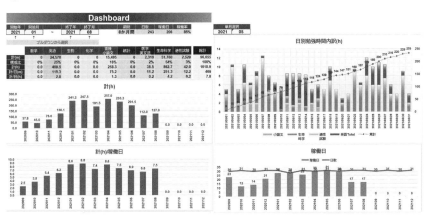

rawデータ入力シートに「何分勉強したか」だけ入力すれば全部計算されるように関数を組みました。加えて，どのように勉強したかや自分が感じたこともコメントとして残すようにしていました。全然勉強しないとその証拠が残るので，身が引き締まる思いでした。

さらに，勉強時間だけでなく成績も時系列に沿って記録しました。勉強時間が長くても試験の結果が悪かったら，勉強の方法を再考する必要があります。

私は公開模試で英語の成績が下がり，「これまでの勉強法が適切でなかった」ことを実感しました。しかし記録をとっていたおかげで，それ以前の勉強方法・時間を徹底的に見直すことができ，本番までにどうにか修正できました。

● 成績記録

raw_勉強記録シート									
計(分)			2,185	26,225	15,495	10,060	57,390	3,570	115,185	115,185
構成比			2%	23%	13%	9%	50%	3%	100%	100%
計(時間)			36.4	437.1	258.3	167.7	956.5	59.5	1919.8	1919.8
年	月	日	曜日	数学	英語	小論文	医学英文法	生命科学	適性試験	計(分)	計(時)
2021	04	20	(火)		120			480		600	10.0
2021	04	21	(水)		180			540		720	12.0
2021	04	22	(木)		60			600		660	11.0
2021	04	23	(金)		30			720		750	12.5
2021	04	24	(土)		30			660		690	11.5
2021	04	25	(日)		30			300		330	5.5
2021	04	26	(月)		150			540		690	11.5
2021	04	27	(火)		30			540		570	9.5
2021	04	28	(水)		150			540		690	11.5
2021	04	29	(木)		180			420		600	10.0
2021	04	30	(金)		150			420		570	9.5
2021	05	01	(土)		60			240		300	5.0
2021	05	02	(日)		30			600		630	10.5
2021	05	03	(月)		180			120		300	5.0
2021	05	04	(火)		240	90		300		630	10.5
2021	05	05	(水)		30	120		240		390	6.5
2021	05	06	(木)		60	120		360		540	9.0
2021	05	07	(金)		30			720		750	12.5
2021	05	08	(土)		180			300		480	8.0

7　面接対策

　編入試験は一般入試と比較して面接のウエイトが大きいことが特徴です。したがって，筆記試験を通過できる学力を身につけてからは，効果的に面接対策をすることが重要です。

　私は就職活動では20社以上面接し，医学部学士編入試験では5校面接を経験しました。また，大学病院の先生方（教授含む）と面会する仕事をしていました。それなりに面接や教授陣とのコミュニケーションの経験はあるということになります。だからと言って特別なことはお話しできないかと思いますが，俗に言う「当たり前のこと」を当たり前にやれば，自動的に弾かれて不合格になるリスクを最小化できると私は考えており，そのノウハウを共有させていただきたいと思います。

(1)　面接官を知る

　面接官は多くの場合，医学部の教授クラスです。簡単に言うと大学病院の診療科トップとして相応しい研究経験・臨床経験・人望をお持ちで，医局所属医師や医学生を養成する立場にある人たちです。また，看護師長が面接官として登場する学校もあるようです。

　本番ではこのような方々が多大な労力と時間を割いて面接してくださるというわけであり，できるだけ多くの面接官に「将来優秀な研究成果を生みそう」「臨床医として適切」「うちの学校に相応しいかも」と感じてもらうことが面接のゴールになります。

(2)　質問されること

　面接は10〜20分で基本的に以下の質問がなされます（例外多数あり）。

● 医師志望理由（なぜわざわざ医師になるのか）＋その深掘り
● 大学志望理由（数ある医学部の中でもなぜうちなのか）＋その深掘り

- これまでに学んだ専門知識+それを医学にどう活かすか
- 自分の長所，短所（強み，弱み）
- 学士編入生として一般生に何ができるか，学士編入のメリットデメリットは何か
- わが県（地方）の医療課題は
- 世の中について（環境問題，現代医療の問題点，最近気になったニュース）

　例外ありと書きましたが，そういった変わり種への対策はキリがないです。上記の質問+深掘りへの対策のみ徹底して行えば問題ないと思います。変化球の質問に対しては出たとこ勝負で対応しましょう。おそらく変化球の質問をしてくる意図としては，「想定外の質問に対して動じないか」が見られています。想定外の質問が来ることを想定しておけば，何ら問題ありません。

⑶　志望理由書の書き方

　面接は事前に提出した履歴書・志望理由書に沿って行われます。したがって，履歴書・志望理由書は面接の台本です。出願書類を書くところから面接は始まっています。当然，面接は台本である出願書類と矛盾のないように進めなければなりません。

　では，何に気をつけて志望理由書を書くかです。

　結論から申し上げますと，「自分のバックグラウンドと矛盾のないように志望理由を作るべきだが，できる限り学校が求める医師像に寄せて志望理由書を作成したほうがよい」です。

　基本的に医学部学士編入で受験できる学校は，臨床医を養成したい学校と研究医を養成したい学校に分類されると言われています。出願する大学が自分のなりたい側と違う医師を求めている場合，バックグラウンドと一貫性を持たせた志望理由を展開しつつも，臨床医を求める大学には臨床医にも関心がある旨を，研究医を求める大学には研究にも関心がある旨を織り込んでいければOKです。

　ある程度のバランス感覚も重要なので，必ずしも10：0で寄せていく必要はないと思います。

⑷　具体的にやるべきこと

◼ 筆記合格〜面接本番まで
筆記試験に合格してからやるべきことは以下の通りです。

● 大学がある県の医療計画に目を通し，自分なりに課題を考える
● 学部長，志望する診療科の教授のインタビューや記事を読む
● 面接想定問答集を作成する
● 想定問答集を基に，複数人に「この質問をされたらこの回答が適切か」をチェックしてもらう

　必ずしも模擬面接をする必要はないと思います。なぜなら，本番で訊かれない質問をされ，それにうまく対応できなかったことで変に自信を喪失したりする可能性があるからです。
　模擬面接よりもおすすめなのは，想定問答集をチェックしてもらうことです。
　面接で訊かれることが想定されている質問に対して，以下を複数人に見てもらいます。

● 論理的説得力があるか
● 面接官に響くか（欲しいと思われるか）
● バックグラウンドと一貫性はあるか
● 他に適切な言い回しはないか

◼ 本番
　最後に，本番ですべきこと＆してはいけないことをご紹介いたします。
　おそらく，面接は加点方式というより減点方式の要素が強いです。折角素晴らしい志望理由を作り込んだのに変なところで減点されないためにも，チェックしていただければ幸いです。

● すべきこと

- 椅子に座るときはジャケットのボタンを外す，立っているときはジャケットのボタンをつける
- ハキハキと喋る
- しっかり相手の目を見て話す，聞く
- 自信があるように見せるため背筋を伸ばす，胸を張る
- 質問してきた面接官に対してだけでなく満遍なく全ての面接官に目を配る
- 面接官が話しているときにうなずきや相槌で聴いてる姿勢を見せる：「ええ」「はい」「仰る通りです」
- 質問が長い場合は要約して聞き返す：「つまり〜ということでよろしいでしょうか」「〜に関してのご質問になりますでしょうか」要約して訊き返すことで，双方向のコミュニケーション感が生まれると共に，相手の話をまとめる力と質問に的確に答えようとする姿勢をアピールできるので，個人的にはおすすめです
- 可能な限り結論ファーストで話す：「結論から申し上げますと〜」「端的に申し上げますと〜」結論ファーストで話すのも，賢さアピールに繋がる上，面接官が疲れないのでおすすめです
- こちら側からの返答は20〜30秒に収める，長くても45秒

● してはいけないこと

- ボソボソ喋る
- 面接官の目を見ない
- スーツ，ワイシャツがシワだらけ，革靴が汚い
- 質問に対して答えていない
- 回答が長い（1分以上）
- フリーズする。フリーズする人の傾向として，面接の回答を丸暗記しすぎており，準備していない質問に対応できていないという場合があります。面接はあくまで対話ですので，困る質問が来ても普段の会話のように訊き返したりしてどうにか切り抜けましょう。

高い筆記試験の点数に加え，以下を示せれば，落ちる要素はほぼないと言えるでしょう。奇を衒った自己アピールをするよりも，落とされる要素を極力ゼロにすることが大切です。

● バックグラウンドと一貫した志望理由
● 好印象を与える態度
● コミュニケーション力
● 論理的思考力

Message

　合格してから入学するまでは，受験勉強で会えていなかった友人たちに会うなどして自由に過ごしていました。全員新しい門出を祝ってくれたので，将来は期待を裏切らないような医師になってご馳走をしてお返ししたいと強く思いました。

　入学後は毎日カリキュラムが詰まっていてかなり忙しいですが，当初からやりたかった医学の勉強に集中することができ，毎日充実しています。編入同期や再受験入学の同級生がいるので，入学後も特に生活のしづらさは感じていません。一般生も気さくで，積極的に話しかけてくれるので安心してください。ほぼ毎日，一般生・再受験生・編入生で勉強会を開催しています。また，受験を通じて各地に編入同級生の友人ができたこともかけがえのない経験となりました。彼らとはオンライン飲みや長期休みに会ったりして定期的に情報交換をしています。

　受験勉強は大変なことも多いですが，合格後に活躍している姿をイメージして頑張っていただけたらと思います。

　最後までお読みいただき，誠にありがとうございました。

TOEIC260点の
体育会系MRが約1年で
複数の国立大学に合格

■リアルポイント■
● アクティブラーニングを心がけた。
● 生命科学に1,200時間，英語に1,500時間，とにかく積み上げた。
● 営業マンなので面接には自信があった。

シャコ （20代男性）

私大理系卒。営業職をしながら仕事と勉強の両立後，退職して勉強
に専念。
勉強開始（編入試験の制度を知ってから）1年3カ月後に複数校に
合格。開始時の英語偏差値は35。河合塾KALS利用。

CONTENTS

〈はじめに〉

　「俺の敵はだいたい俺です」これは漫画の『宇宙兄弟』（講談社）に出てくる主人公六太の名言です。意識できるようで難しいと思います。常に自責の意識ができる人は，日々の反省の精度が高く，成長の角度が大きいです。現状，勝てる立ち位置にいなくても，成長の角度が大きければ簡単にひっくり返せます。

　私は理系学部を卒業後，製薬会社のMRとして病院を回っていました。多くの医師や医療関係者と面談をしていて，憧れを抱くようになっていたところ，面談相手の医師から「医学部編入試験を受けてみたら？」と言われ，その気になってしまった感じです。振り返れば，大学時代のカレッジTOEIC（※テスト形式や採点方法はTOEICと同じで受験料が安い）が260点という有様でよく決断したなと思いますが…。

　元々，勉強ができる優等生タイプではなく，小中高大と根っからの野球少年です。田舎のスポ根を地で行く指導のもとで，高校時代は丸太を持って砂浜を走っていました。さすがにもうやりたくありませんが，根性は養われたのかもしれません（笑）。ちなみに，一番きつかった練習は監督から「いいと言うまで走ってろ」と言われた時でした。この経験から，「ゴールが見えないのが一

番辛い」とわかっていたので，医学部受験では「期限は1年半」と決めてスタートしました。

　そして，甲子園を目指したあの最後の夏，レフトスタンドに放りこんだホームランから，もうこれ以上のことはできないだろうと思ってましたが，20代も後半になって，また自分が変われることを発見し，感動すら覚えました。

　本稿では六太の名言を胸に，私がした勉強法についてご紹介します。

1　期限は1年半！
どう効率的に勉強するか

(1)　アクティブラーニングを心がける

　医学部編入という制度を知り，チャレンジすることを決めてから，まずは勉強法を見直しました。期限は1年半しかありません。いかに効率的に勉強するか…と思っていた時，「アクティブラーニング」という言葉を知りました。

　アクティブラーニングとは，自ら能動的に考え，学ぶ学習法のことです。能動的な学習によって「学習定着率」が高いと言われています。

　具体的には，実体験や他の人に教えるというアウトプット学習が，学習定着率を高めるには効果的だそうです。次頁の図の⑤〜⑦がアクティブラーニングになります。受験における実体験とは，テストを解くことだと思います。私はそれを重視して勉強を進めました。

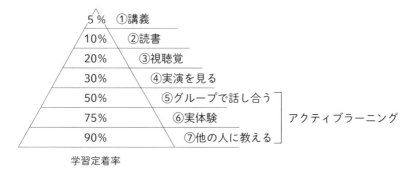

● ラーニングピラミッド

⑵　精神衛生を保つためにランニング

　退職してしまったので，基本的に家に引きこもりの生活になりがちでした。精神的に病みそうだと感じたので，規則的な生活を心がけました。

　生命科学は5.5時間，英語は4時間，物理と化学は1.25時間ずつ，そして見直し等に0.5時間と1日の勉強時間を12.5時間としました。もちろん，机の前にいる時間だけではなく，お風呂やシャワーの時間なども色々思い出したりしながら勉強していましたが…。

　さらに，寝る前に次の日のタスクを具体的に決めて朝すぐ勉強にとりかかれるようにしていました。

　健康を保つためのランニングは1日4キロ，30分程度でした。

　その他，精神衛生にいいことを挙げておきます。

● わからないところはメモ書きして，後で調べればいいと考える

● 完璧主義をやめ，難しい問題に深入りしない

● いくら他人が優秀でもそれは自分自身とは関係がないので，自分自身の目の前の課題に集中するようにする

2 偏差値39から生命科学模試で2位をとるまで

(1) 成績を上げるには積み上げしかない

　私は生命科学だけで1,200時間かけています。成績を上げるには1カ月程度でどうにかなるものではなく，積み上げしかないと思います。

　最終的には，生命科学模試で2位をとり，その後，筆記試験無敗で受験生活を終えることができました。これが可能になったのは，要項集を擦り切れるまでやったことと，圧倒的なアウトプット量，さらに生命科学現象を「初学者に説明できるようにすること」を常に意識して勉強していたことが大きいです。

(2) 生命科学対策でやったこと

　生命科学では，以下のような対策を立てました。

① KALS過去模試を毎月解いてペースメーカーにする
② インプット30％，アウトプット70％

　KALSは，授業に定評がありますが，それ以上に定期的に質の高いアウトプットができる模試があります。入塾していない方も，単科受講を検討すべきだと思います。

　KALSの教材をやり込めば，他の受験生と同じ土俵に立つことができます。さらに，最大公約数的に作られているので，どの受験校にもある程度対応できます。受験校によっては出題確率が低い領域もありますが，早めに志望校を選定すれば問題はありません。

　以下，教材の具体的な使い方について説明します。

● KALSの教材と使い方

要項集	要項集は知識の点と点をつなぐために使い，13周以上しました。完成テキストを解いてあやふやな点をメモし，その該当箇所を読み込みました。 アクティブラーニングの実践として，声に出して読み，読み込んだところを，頭の中で初学者でもわかるように説明したりしていました。
基礎シリーズテキスト	問題解く→解説を見る→不明点をメモ→その場では調べずに後でまとめて調べるという流れを6周しました。
完成シリーズテキスト＆ワークブック	テキストは10周，ワークブックは3周とかなりやり込みました。編入試験に丁度良いレベル感の問題なので，時間をかけました。よく間違える問題には付箋を貼り繰り返しました。
実戦シリーズテキスト＆ワークブック	テキストは7周，ワークブックは4周しました。最初はわからないところはどんどん飛ばし，先に進めることを重視しました。
模試6年分	時間を測って取り組み，間違えた問題だけでなく自身の中で曖昧な部分を見直しました。
実力テスト5年分（校舎で閲覧）	模試とほぼ一緒の勉強法でした。
過去問（校舎で閲覧）	どの領域が出題されているか，記述の形式や，考察問題の割合，奇問の割合などを確認していました。解けない奇問の割合をチェックしました。
テストバンク（標準）	ひたすら解きました。最終的には常に98％以上の正答率になるようにしました。

※その他，シンプル生理学・シンプル生化学・essential細胞生物学・現代生命科学を
　補足資料として辞書的に使いました。

● 生命科学の成績アップのポイント

- ●「○字以内で述べよ」という問題がよく出題されるので，時間内に解くという演習をする
- ●直前期（模試）の偏差値が低くても諦めない
- ●代謝や分子生物学の問題は現象の全体像を問う問題が多いのでできるだけ視覚的に理解する

3 TOEIC260点からの英語勉強法

(1) 英語だけで1,500時間はかけた

　某編入試験の本によると，合格者の総勉強時間の中央値は1,200時間くらい
とのことです。私は英語だけで約1,500時間かけました。

　元々，英語が大の苦手です。実際，大学時代のカレッジTOEICの点数は260
点でした。TOEIC800点以上の方は，TOEIC・TOEFLのスコア提出が必要な
大学を志望校に据えて勝負するとよいと思いますが，私には残念ながらその選
択肢がありませんでした。

　英語の勉強について，以下の戦略を立てました。

① 　2日に1題，時間制限付きで医学英語の長文問題を演習する。1日目は長文演習
　　で，2日目はわからなかった単語の暗記，構文のチェック，音読をする
② 　毎月，KALSの過去模試を解いてペースメーカーとする
③ 　インプット30％，アウトプット70％

(2) 音読重視で徹底的に量をこなす

　教材は次頁のものを使いました。

● 教材と使い方

医学英文法Ⅰテキスト／医学英文法Ⅱテキスト（KALS）	医学英語に必要な基本英文法・構文が記載されています。『過去問』から引用されている文章が多いところが有用です。過去問や医学英語の問題に沿った文法や構文が記載されていて，レベル感がわかりやすかったです。 医学英単語も同時に習得できます。出てきた単語は音読しながら繰り返しやりました。この本を完璧にすれば，文法や構文面で十分戦えるようになると思います。
完成テキスト・授業プリント（KALS）	過去問中心に解説があるテキストです。2日に1回，時間制限付きで解きました。正直難しい内容が多かったですし，時間が足りないなどは多々ありましたが音読を繰り返し行いました。 実際の出題形式そのままの問題なので，これが速読できれば本番も読解できるだろうと考えてひたすらやり，総音読時間は100hを超えました。 単語もこのレベルが多く出題されます。
実戦テキスト・授業プリント（KALS）	完成テキストより医学知識を要する問題が記載されています。こちらも，音読，単語把握，構文把握，演習（時間制限付き）の順で取り組みました。
模試6年分（KALS）	偏差値を算出するのに使いました。解説も丁寧で，部分点の付け方まで記載があるので，第三者に添削してもらっていました。 最初は絶望的な偏差値でした。本番より難しいと思います。時間ギリギリか，間に合わないくらいの勢いの文字数と問題数でした。
実力テスト5年分（校舎で閲覧）（KALS）	生命科学と違い，なかなか成績が伸びなかったです。 「1,000時間くらい勉強すれば英語力がブレイクスルーするはず」と根拠なく希望を持ち，取り組みました。実際にはそれほどの時間をかけず偏差値が上がりました。
『英単語ターゲット1900』（旺文社）	80周。常備必携親友マブダチです。ランニングしながら，音声と日本語訳を聞いたりもしていました。基礎的な単語帳ですが，単語を一瞬で頭でイメージできるまでにしました。
『最新 医歯薬系よく出る英単語600』（KADOKAWA）	3周。割とスタンダードな単語が多いです。KALSの単語，演習の中で出てくる単語でだいたい習得できていたのでサクッとやった程度です。
KALSの英単語帳	107周。日本語を隠して，単語を一瞬でイメージできるかを常に意識しました。演習の中で出てきた単語を中心に覚えていきました。暗記率は単語帳の7－8割でしたが，筆記試験は通過できました。

『医学部編入へ の英語演習』巻 末の単語帳	隠れた名単語帳です。分野毎に分かれているので，見やすいです。 単語力を磨くのに使いました。
過去問（校舎で 閲覧）	まずは偏差値算出に使いました。解説も丁寧で，受験生がよく間 違える構文，単語などがわかるのでとても有用でした。過去問は 解きっぱなしにせず，音読と単語・構文の確認をしました。 次に制限時間を設けて解きました（答えがないものは解きません でした）。下記の出題傾向を把握しました。 ・長文の一部分を抜き出す系の問題が多いか？ ・全体の文脈を把握しないと解けない問題が多いか？ ・日本語訳問題があるか？ ・小論文的な問題（これを見て意見を述べよみたいな）がない 　か？
『基礎英文解釈 の技術100』(桐 原書店)	基本的な問題集です。5周するくらいまでは問題と解説を交互に 見ていました。その後は音読もしました。ポレポレと並行し，抜 け漏れがないようにしました。
『ポレポレ英文 読解プロセス 50』(代々木ラ イブラリー)	30周。応用的な問題集です。日本語訳の練習問題として使いまし た。制限時間を決めて解き，解説を見るということを繰り返しま した。
『英語長文ハイ パートレーニン グ（超基礎編， センターレベル 編，難関編）』 (Z会)	英語ができる会社の先輩におすすめされて取り組みました。 読解する際に返り読みしがちなので，スラッシュリーディングを 徹底的にやるべきだと言われ取り組みました。 しかし，実際にハイパーの問題自体は解いてないです！ ひたすらスラッシュリーディング&音読を繰り返しました。高校 生の教材ですが，『基礎』を徹底することが大事です。

● 英語の勉強方針

- 試験時間内に解ききれない問題は医学部編入試験においてはよく出るが，単語
  力・構文把握力・読解力をまずしっかり上げていけば速読力は上がる
- 最新の医学技術や医学に関する話題は知っておくほうがよい。毎月発売の『実
  験医学』(羊土社)は概論が読めるようになっているので，おすすめです。
- 和訳問題は単語さえわかれば，点数をとりやすいのでチャンス
- 文法はほとんどの大学で不要（KALSの医学英文法Ⅰ，Ⅱをやっておけば十分）

- まず，受験校を決める！　TOEICもしくはTOEFLでハイスコアを持っている
  人は英語を最小限にして，『生命科学』に取り組むべき
- 起きている間の隙間時間は単語単語単語単語単語

4　面接対策

(1)　志望動機が要

　出願に当たり，出願する志望動機は面接試験のベースとなるものです。その軸がブレていると面接で不利となりますので，練り上げる必要があります。

　どんなストーリーの人生を歩んできて，何をきっかけに医師を目指したのかという個人的意義を述べます。さらに，自分が医師になることでどのような社会的意義があるかを述べます。過去→現在→未来の時系列に沿って相手にわかりやすく説明します。

　さらに，大学側は，医局に入局して，医局人事に乗ってくれる人材を欲していますので，その点もアピールします。以下に，志望動機の構成例を挙げます。

● 志望動機の構成

志望動機		
内容（個別）	◆個人的意義（＋自己開示）		
	過去の経験（想い）	現在の活動	将来の医師像
	◆社会的意義		
	医療課題（経験を活かした切り口で）		具体的解決策
	・医師になる必然性 ・各大学に進学する理由		
内容（全体）	一貫性・ストーリー		

　構成例だけではわかりづらいので，次頁に，具体的な作成テンプレートを挙げます。

● 具体例1

1 冒頭文

私は将来○○をする○○医になりたいと考えている。

2 経歴＋個人的意義・社会的意義

【過去→現在】	【現在→未来】
過去○○のようなことがあり，○○ということを大事にして進路を選んできた。○○という想いから，今の会社（学校）に就職した。そして今の会社（学校）では○○に専門的に（積極的に）取り組んでいる。 　その活動の中で，○○ということに課題を感じた。そしてその課題に対して○○というところまで取り組んだが，根本的にこの課題を解決するには医師となって○○のような活動に取り組む必要性があると感じた。	今は○○ということを専門にしている。この専門を活かして，上記の課題に対して○○のように取り組む。その結果，○○のような患者さん（具体的に）の○○という部分に貢献する。

3 その大学を志望する理由

　貴学の○○講座では○○ということに取り組んでいる。この取り組みでは○○の患者さんの○○に役立っていると考えている。そして，私自身も今後○○の患者さんの○○に貢献したいと考えており，貴学の方向性と私の方向性は一致している。ゆえに，私は貴学で○○について学ぶことで，将来的に○○の課題を少しでも解決できると考えているため，貴学への進学を希望する。
さらに貴学は○○という取り組みをしており，この点も上記の私の方向性と一致しているために貴学を志望する

● 具体例2

---

1 冒頭文

私は将来○○をする○○医になりたいと考えている。

2 経歴＋個人的意義・社会的意義

【過去】 端的に経歴と専門性PR	【現在】 課題について述べる	【未来】 具体的な将来像
○○という過去の経験から○○を学び，卒後は○○について専門的に取り組んだ。特に○○という活動に取り組んできた。	そういった経験の中で，○○ということを課題に感じた。なぜならば○○。	この課題解決のためには，○○に取り組む医師になることが必要である。私はこれまでの○○という経験を活かし，○○に注力する医師になることで上記の課題を解決したい。

3 具体的な取り組み（これまでやってきたこと，自身が医師となって何ができるか？）

○○の取り組みでは，特に○○ということを身に付けた。さらに○○のために○○ということに取り組み，○○（具体的に）という成果がでた。以上のような経験から，○○のような能力を培うことができ，これは臨床医としても研究医としても必要な力だと考えている。

4 ○○県における具体的な課題（○○大学である必要性について述べる）

○○県では○○ということが課題であり，○○の重要性が高いと考えられる。私は○○経験を活かし，在学中から○○ということに取り組む。そして卒後は○○のような医師になるべく，○○や○○といったことに注力することで○○という課題を解決できる環境を実現する。○○という私の目標を達成するために○○のような取り組みをされている貴学に進学したい。

● 志望動機の作成方針

- とにかく具体性にこだわる
- 自身の経歴の中で『客観的，数的に示すことのできる実績』を探してみる
- 自身の価値観は整理しておく
- 全体を読み直して，『自身の人間性（キャラ）が伝わっている文章』か確認する
- どんな医師になりたいか考える際における重要なこと
- 曖昧キーワードは要注意
- 医療課題を考えるときの分解方法
- 志望動機に全てを無理に詰め込まない
- 行き詰まったときは第三者に相談
- 各大学になぜ行きたいのか？　を答える際は，『自身の方向性』と『大学の方向性（取り組み）』がどう一致してるかを書くと◎
- 研究か？　臨床か？　の問題については，臨床にしか興味がなくても，研究にも興味があることはできれば匂わせておく。
- 医療課題について述べるときは『自分ならではの視点』を入れる
- 何か伝えたいことがあるときは具体例とセットで！
- 学会ホームページやアドミッションポリシー，県の医療計画，医局ホームページを調べた上で書く。教授のコメントや研究内容には必ず目を通し，志望科教授の名前＋インタビューをググっておく
- 無理に志望校に合わせた志望動機にしなくてよい
- 協調性・コミュニケーション能力，リーダーシップがあることを暗に示す
- 総合診療医・精神科医・産業医・小児科などは競合が多いので自身の経験に基づいた『課題の切り口』『専門性をどう医学に活かすのか』などで差別化する
- 自身や家族の病気の話は能動的な話に変換する
- 学士編入生に求められるものを理解する
- 自分の仕事・専門性を大事にした文章を！　今の仕事（学業）の積み重ねの上に，自身の目指す医師像があるはず！

⑵　営業マンとして伝えたい面接のコツ

　最後に，面接対策について述べます。自分で言うのもおこがましいのですが，元営業ですので，いわば「面談のプロ」と言っても過言ではないと思います（笑）。実際に，成績開示をしたところでは面接試験はかなりの高得点でした。

　最近では，受験生からの依頼を受けて，面接対策について指導もしています。その経験を踏まえて以下にまとめます。

　誤解されがちですが，営業マンが最初から面談が上手なわけではありません。場数を踏んで…だと思います。面接は，人間性で勝負…というものでもなく，努力で点数が変わります（もちろん，皆さんの人間性が素晴らしいのが大前提で）。

　前述したとおり，志望動機を練り上げるのはもちろんですが，大学側があえて編入試験をして年齢の高い生徒を受け入れる理由を考えます。つまり，リーダーシップやコミュニケーション能力に長けていることを面接の中で自然にアピールします。人間性，人となりの素晴らしさも，自然に透けて見えるようにします。これらは，練習しかありません。他人の目で見てもらうべきでしょう。私について言うと，営業マンで自信がありながらも，面接練習を20分×80回しました。面接原稿も何度も何度も書き直しています。

　さらに，以下の点に注意していました。

● 面接の方針

- 聞かれたこと以上のことについて喋り過ぎない
- 医療課題について，医師の現状について批判し過ぎない
- 圧迫面接であってもできるだけ感情を表に出し過ぎない
- 相手に不快感を与えるようなクセ（貧乏ゆすり，えー（口癖），首ポキポキ等）を直す
- 相手の言葉を否定しない（口癖で「いや」「しかし」を使う人）
- 当然ですが，身なりを整える！　男性の髪の毛は短過ぎず，長過ぎず。おでこは必ず出す。眉毛・もみあげ・髭を整え，さらに体形に合ったスーツを選ぶ（※黒のスーツは避ける）。靴は磨く

Message

　皆さんの周りにもいろんな形で応援してくれる方がたくさんいるのではないかと思います。

　試験勉強は辛いです。ですから，支えてもらいましょう。長丁場ですから，モチベーション維持も難しいですが，我慢して勉強するしかありません。結果が出たら，やる気が出ます。それまでが本当に辛いですが，サイクルに入ったら息を吸うように勉強できるようになります。

　弱音は吐いてよいです。大事なことは，自分のためにも，周囲の方のためにも，最後までやり切ることです。応援しています。

FILE 6

歯科医として働きながら
国立大学合格

■リアルポイント■
- 歯科医師としての勉強も必要だった。
- 勉強時間は朝7時〜9時，夜21時〜0時半。
- 机に向かっていない時には暗記事項を脳内で反芻。

Y （30代男性）

地元の公立高校を卒業後，国立大学歯学部へ進学，卒業後は大学病院歯科口腔外科にて研修をスタート。多施設で数年勤務した後に一般開業医の下で歯科診療に従事。2021年初め頃より受験勉強スタート，1年半後の2022年秋，国立大学合格。

CONTENTS

〈はじめに〉

　地元の公立高校を卒業後，国立大学歯学部へ進学，卒業後は大学病院歯科口腔外科にて研修をスタートしました。多施設で数年勤務した後に一般開業医の下で歯科診療に従事していました。

　医学を志す動機としてはありがちで恐縮ですが，私も原体験として体調不良時に医師に助けられた経験があり，もともと大学受験時も医学部を目指していました。結果，夢は叶わず，第二志望の歯学部へ進学することとなりましたが，歯学というのも学んでみると面白く，そしてその面白さは現場で実際に働いてみてさらに実感するものでした。

　ただ，卒業後すぐの歯科口腔外科での勤務の中で，医師と比べるとどうしても医学の知識が圧倒的に不足しているにもかかわらず全身管理を担わなければいけない状況を経験し，可能であれば体系的に学び直してから患者さんと向き合いたいと思うようになりました。

　自分が医療行為を行うとき，相手はいつも生身の患者さんです。自分が自分の知識に全幅の信頼をおけずに医療を行うことが果たしてあるべき姿勢なのか，仕事をし始めてから悩まなかったことはありませんでした。

　医科研修医が勉強している教材を手に取って，おそらく日本の歯科口腔外科の研修医の中でも最も勉強した自覚はありますが，土台が無いところには思うように知識が積み上がっていかないとも感じていました。

そんな中，歯学部学生時代に，現代の医療課題や人生観を通して深く語らい，同じ部活仲間として常にコミュニケーションをとっていた一番の友人が，医学部編入試験合格を報告してくれました。後にも先にも自分の内的な動機づけ以外の最も大きな動機づけ・後押しになったことは言うまでもありません。

歯科口腔外科医として全身的な見識を深めることに限界を感じ，歯科医師として口腔外科から一般歯科にキャリアを変更したのが，ちょうどコロナ禍が始まった時でした。当時，歯科医師のキャリアで歩んでいくか，他のキャリアに挑戦するかの迷いの中にいました。

しかし，先に述べたように，近くで接していた友人の奮起を見て，人生最期の時に悔いなき人生と胸を張って言えるように走ってみよう，と決意することになりました。これが2021年初め頃でした。

1　歯科医として働きながらの編入試験対策

(1)　編入試験の勉強＋歯科医師としての勉強

基本的に歯科医院の仕事の拘束時間は朝9時半から夜19時までで，私はフルタイムで仕事をしながら編入試験への勉強をしようと思っていたため，残された時間をいかに利用するかが勝負でした。

朝は6時に起床し，勤務先近くの7時から開くカフェに開店と同時に入り朝食をとりながら9時前まで勉強していました。さらに診療後，帰宅時間がだいたい20時過ぎでしたので，21時までに食事，入浴，明日の診療の予定の確認を済ませ，21時過ぎから0時半くらいまでを勉強時間に充てました。休日は丸一日勉強に充てました。

もちろん歯科医師の仕事の勉強も欠かすことなくやっていました。どちらかというとそれ自体を楽しんでいたのと，プロとして仕事の手を抜く発想はありませんでした。

⑵　多科目型を狙う戦略が功を奏した

　編入試験は大学によって2科目型（生命科学（生物含む），英語等）または多科目型（生命科学（生物含む），化学，物理，数学，英語等）に大別されます。私は受けられるところであれば全国各地どこでも受けるつもりでいたので，全ての科目を勉強しました。また，生命科学と英語の2科目型ですと，英語で鬼のように高い点数をたたき出す帰国子女勢と戦わないといけません。そのため，生命科学で思うように差がつけられない場合は合格が難しくなるので，どちらかというと多科目型受験の対策を実践したように思います。

　理系科目もそうかもしれませんが，英語の点数を上げるというのは一朝一夕にはいかず，勉強量，時間ともにかかるものなので，TOEFL，TOEICの点数が必要な大学に関しては受験資格が得られる，または大きくは足を引っ張らない程度の勉強にとどめ，生命科学，他理系科目に時間を割きました。生命科学は基礎シリーズから河合塾KALSにお世話になり，その他の理系科目は，スタディサプリや市販の参考書・問題集をこなす作業を地味に黙々としました。

　合格を頂いた大学は複数の科目（英・数・理系科目）が1次試験で課されていました。基本的には大学受験時の知識+αの内容でしたので，日ごろの勉強がそのまま役立ちました。各科目そこまで難解な出題ではなかったので，正解を落とさずきちんと点数を重ねられたので通過できたのかなと思います。

⑶　1年半で合格を勝ち取れた理由

　何よりも，なぜ医学を学びたいのか，医師として働いてどのような価値を社会に還元したいのか，どのような存在になりたいのかというビジョンと熱い気持ちが自分を支えてくれたように強く感じます。

　倍率も高い試験ですので，挑戦して本当に合格するものなのかな，合格を果たしたとしても3，4年はかかるかな，と思っていましたが，最終的には本格的に勉強を開始して1年半で合格を頂くことができました。

　私は中・高・大を通して運動部だったため，練習に時間をとられながらも積極的に活動するタイプでした。このように，必然的に勉強に割ける時間が少ない中で生きてきた経験が，この編入試験対策にも大いに役立ったのではないか

と思います。

　勉強というのは，机に向かっている時だけ可能なもの，と捉えると幅が狭まります。ネットで医療情報にアクセスする時は現在の勉強内容との結びつきを深掘りして調べたり，電車通勤時の脳内では暗記事項の反芻をする等やれることはたくさんあるのです。

2　面接・推薦状について

(1)　素直に考えを言葉にした

　2次試験の面接では，話したいこと，伝えたいことをきちんと伝えられたように思います。志望動機書や履歴書などからの質問がほとんどであったように思いますが，学部時代から卒後実際の現場で働いたことで実感していることを中心に自分の考えをそのまま言葉にしました。

　編入受験生は志望理由書を完成させるのにとても時間がかかるようなことをよく耳にしますが，私の場合はだいたい2日くらいで書き上げたものを1週間後と1カ月後に見直して言葉の修正などをするくらいで完成させました。特に誰かに見てもらったこともなく，面接対策も一度もしませんでした。

(2)　推薦状は恩師にお願いした

　これから受験を考えている方々の中には，推薦状などに頭を悩ませる方もいるかもしれません。

　私の場合は，歯学部時代に研究実習でお世話になった先生に，それまでも私の挑戦に一筆必要な際，快くお引き受けいただいた経緯があり，ありがたくも書いていただきました。

　この世の中では，本心で思っていることを伝えられる師となる存在を得ることは簡単ではないと感じます。どのような立場に立っても，決して驕らず，フラットな目線で，というのが恩師の教えです。それを体現されている師の言葉を胸に日々過ごしていこうと思っています。

3　これからのこと

　私は歯科口腔外科勤務時代の当直業務の経験から，今まさに手を差し伸べないと悪い方向へ転がってしまう方々を救う救急の仕事に強い魅力を感じています。ただ，それ以外にも，担当してきた口腔領域の隣接臓器を扱う耳鼻咽喉科，全身の困りごとを幅広く担う総合診療科など，興味を抱く科はたくさんあります。今イメージできていないだけで，今後の出会いの中で違った道へ進むことになるかもしれません。どういう進路選択をするにせよ，世の中の方々の健康上の困りごとを少しでも解決できるように精進していきたいと思っています。

Message

　この本を手に取られた方の中には，これから受験しようと考えている，または現在受験勉強中である方がいらっしゃるかもしれません。様々な背景がそれぞれあることでしょう。是非，その思いの強さだけ勉強していただき，必ず合格を勝ち取ってください。合格者は，皆諦めずに走った方々です。人生の最期に悔いの残らない生き方をしていきましょう。応援しています。

第2部

医学部再受験のリアル

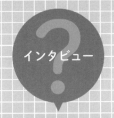

45歳で医学部再受験に成功！
YouTubeで人気の
ビリおじに聞く10のこと

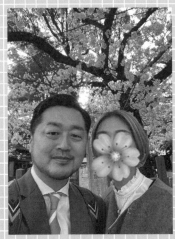

入学式に保護者（妻）と

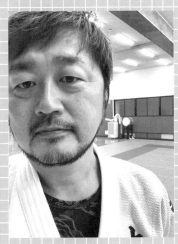

部活を頑張る45歳

ビリおじ （46歳男性）

名古屋の名門東海高校卒業後，医学部を志し2浪後，京都大学農学部に入学。入学後は医学部予備校講師のバイトに明け暮れ，12年在学。在学中より会社を設立し，バリ島や京都でホテルを経営する。経営に疲れ，「1人でできることをしたい」と37歳より医学部予備校講師に復帰。当時から医学部受験への思いを持つ。42歳より再受験の勉強を開始し，45歳で私大医学部に合格。現在は1年生。

YouTube
「ビリおじチャンネル」

Q1　再受験のきっかけは？

**──合格まで２年半，医学部再受験の様子をYouTubeで配信し「ビリ
おじ」として話題になりましたね。なぜ，医学部に行こうと思われた
のですか？**

　今，コロナ禍もあって世の中が混沌としています。一昔前まで，大学に入っ
て会社に就職して，そこで定年まで勤めるという流れが一般的だったのが，そ
の常識も通用しない。こういった混沌としたカオスの世の中で100年くらい生
きていくにあたって，一般的な常識に従ったり，レールに従ったりすれば安穏
と暮らしていけるという保障はどこにもありません。

　趣味であれ，仕事であれ，今までと違う軸を持って生きる必要があると感じ
ています。そういう中で自分の中の興味に目を向けたところ，たまたま私は医
学だったわけです。

──再受験の様子をYouTubeで発信したきっかけは？

　YouTubeを発信するきっかけは，「子どもに自分の挑戦する姿を見せたい」
ということでした。

　医学部再受験を考えた時，子どもはちょうど小学生になった頃でした。当時
はお父さんが何をしようとしているのかもよく理解していなかったのですが，
医学部再受験に挑戦するのであれば，その挑戦を記録しておいて，いつか見て
ほしいなと思ったのです。もちろん，日記でもいいのですが，失うものもない
ので，せっかくなら発信しようかなと思いました。自分の子どもだけでなく，
当時は予備校講師をしていたこともあって，受験生にも見てもらえたらいいな
と。

　予備校講師のご縁で，YouTubeでドラゴン細井として発信していらっしゃ
る細井先生の予備校MEDUCADEの企画で「40代おじさんが医学部受験で合
格を目指す話」をスタートしました。

Q2 「ビリおじ」の由来は？

坪田信貴著『学年ビリのギャルが1年で偏差値を40上げて慶應大学に現役合格した話』（KADOKAWA，2013年）は当時一世風靡しましたね。予備校講師をした経験もあって，読みましたし，映画の「ビリギャル」も何回も見ました。完全に講師側の目線で見ていましたが…。

あの「ビリギャル」を思い出し，ギャルが頑張ってドラマが生まれるなら，おじさんでもいいんじゃないかと（笑）。別に公認があるわけではないのですが，「ビリおじ」としました。

Q3 42歳で再受験を決めた理由は？

──編入ではなく，なぜ再受験に？

再受験にした理由は，年齢が40代であることもあって，筆記試験以外の評価も合否に強く影響し，パルプンテな要素がある編入よりは再受験のほうが早く入学できるかなと思ったからです。

──ご家族は反対しませんでしたか？

再受験を考えた時，最終的に決める前に妻に相談したところ，快く「頑張って」と背中を押してくれました。感謝してもしきれないですね。家族の協力やサポートなしに合格はなかったと思います。妻だけでなく，妻の両親も応援してくれたので，本当に有難いことです。もちろん，合格までは後ろめたい気持ちでいましたけれども，家族が応援してくれたことは大きな支えでした。

Q4 金銭面で大変だと思いますが…

受験勉強を始めた当初は，予備校講師の仕事をしながら学費を賄おうと考えていて，国立医学部を目指していました。私立については頭にありませんでし

た。

　3回目のチャレンジの時に，国立の前に併願として国立大学と出題傾向の近い私立を受験しました。すると特待生での合格をいただくことができました。

　もう，家族で会議です。私立は金銭的に現実的でないと選択肢から外していましたが，奨学金や蓄えで何とかなるかなと。入学して何とかなっているので判断はよかったなと考えています。

　金銭的問題で選択肢から私立を外している人もいらっしゃるかもしれませんが，奨学金等もあるので調べてみることをおすすめします。

Q5　年齢的なハンデは？

―― 「ピカピカの1年生やで」という入学式の写真がTwitterでバズりましたね。リスキリングが話題になっていますが，それくらい今の日本では，40代での大学入学は珍しいと思いますが…

　上の学年にはアラフォーの方もいて「最年長記録を塗り替えられた」と言われました（笑）。とはいっても同級生は20歳前後だし，再受験でも20代中盤から後半くらいの方がメインですから，年齢的にはダントツですね。

　医学部の勉強においては，目が見えづらいとか，集中力が続かないとかの年齢的な衰えなどはあまり気になりません。

　ただ，柔道部に入ったので，20代部員との体力差は感じますね。全く基礎練習についていけません。そもそも高校の授業でやっただけの柔道を今から始めるキツさもあるんですけれども…。20代前半の柔道部先輩に「頑張れ！」「もっといける！」と励まされ，嬉しい反面，「オマエ，これを45になってみてからやってみろよ―――」と内心ね（笑）。

　なぜキツイ柔道部に入ってしまったか。それは，入学して卒業までに医師免許のほかに体力もつけたかったんです。せっかく医学部に入学できたのだから，長く働ける体作りをしなくてはいけないなと思っています。

　学年が上がるほど忙しくなるので，1年生の間は体力作りだなと部活を頑張っています。健康のためにダイエットもしていますね。

Q6　再受験が成功した決め手は？

――元々医学部志望で2浪というご経歴ですが，45歳になって再受験で
成功できた理由は何でしょうか？

　いちばんは家族の支えですね。「子どもに頑張る背中を見せるんだ」という
気持ちは，18歳19歳で大学受験した時にはなかったものですね。

　もちろん，模試で結果がよくなかったり，不合格で沈んだり，情けない姿も
見せてしまいましたけれども…。なかなか結果が伴わなくても踏ん張っている
姿は見せることができたかなと思っています。

　小学校入学するくらいで私が勉強を開始し，合格した時は小学校中学年に
なっていました。色々わかってくる年ごろで，合格を伝えると「頑張ったね！」
とハグしてくれました。私も号泣していましたが子どもも号泣していました。
勉強中心で遊んであげられない時もあり，子ども心にも思うところは色々あっ
ただろうけれども，一緒に合格を喜んでくれて嬉しかったですね。

Q7　おすすめの勉強法は？

――今年やった「これが良かった」というのはありますか？

　合格した年は，夏から毎朝，勉強配信をしていたんです。これが合格の決め
手になりましたね。

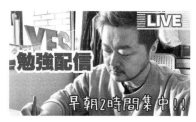

　「決まった時間に」「決まっただけ」勉強するルーティンが実力アップに役立
ちました。

　朝起きてやっていたのは数学の計算です。共通テストの大問1個を短い時間

でドリルのように解いたりしていました。年齢を重ねると，反射的に解くみたいなものが苦手になるので，時間をキッチリ測っていました。

　その年までは仕事もしながら，スキマ時間に勉強する感じでしたが，それではダメでした。毎朝決まった時間に決まっただけ勉強するのが大人には合っていると思いましたね。

——予備校に通ったりされていたのですか？

　勉強については，予備校講師でもありますし，基本独学です。初学ではないので，昔やったことを取り返すイメージですね。同僚の予備校講師の先生方からアドバイスを受けたりしながら，ひたすら反復しました。

　大人になると，頭で理解すると，まだ身についていないのに先に進もうとしがちです。振り返ると身についていないことが多かったので，九九を覚えるように反復しました。

Q8　面接対策はどうしましたか？

——面接で年齢のことは言われましたか？

　社会人の受験だと高校からの調査書はないので，自分でA4用紙1枚くらいの経歴書を提出します。そこから色々聞かれますので，あらゆる角度で聞かれても大丈夫なように準備しましたね。

　どの大学でも「この年齢から何で新たなことを勉強しようと思ったのか」，「医師になったとしてどのような貢献ができるか」は聞かれました。

Q9　45歳で大学に入学した感想は？

　楽しく過ごしていますね。将来に対する不安よりも，今学べていることが楽しいです。若い同級生とうまくやっていけるのかについては，自分次第かなと思いますね。変に壁を作らなければ，干支が2回り違うこともお互いそれほど気にならないです。

Q10 最後に，再受験を目指す方にメッセージを お願いします。

　日本では，まだまだ再受験は少数派です。年齢を重ねての挑戦には「今さらよくやるね」「無理なんじゃない」というネガティブな意見もあるでしょう。けれども，世間一般の見方に振り回されず，自分自身が新たに勉強をするということに誇りを持ってほしいと思います。まずはやってみる，それが大事です。医学部受験だけでなく起業した時もそうですが，何かやろうとすれば，やる前にネガティブな意見が沢山来ます。

　確かに，「45歳医学部受験生です」と言ったら，まぁ，周りは「はぁ…」ですよね。当然だと思います。ただ，それに振り回されて諦めてしまうのは結局自分。自分の内なる声に従うのが大事かなと思います。

　再受験生は少ないので，勉強をしていて孤独ではありますが，多様なキャリアを持った人が参入することで，新しい医療の分野を開拓していける可能性もあると私は思っています。私も10年後を見据えて，今どう勉強し動くべきか，自分の適性はどこにあるのかを日々考えています。元々「医師免許があったらこんなビジネスができるのに」と思ってきた側なので，アイディアを溜めてワクワクしています。

　新しいことを学ぶのはいくつになっても楽しいことです。それを忘れずに，また，応援してくれる周囲への感謝を忘れずに，頑張ってください！

FILE 7

鉄道会社で働きながら
信州大学合格

■リアルポイント■

● 働きながら再受験をした。

● 不安を克服するために計画を徹底的に練った。

● 平日の朝・帰宅後に勉強し，休日で進捗をフォロー。

金原遥子 Yoko Kinpara （20代女性）

静岡県の公立高校卒業後，慶應義塾大学経済学部に進学。卒業後は
文系総合職として鉄道会社に就職。ちょうど社会人2年目が終わる
時期に自分が本当にやりたいことを考え直し，医学部再受験を決意。
受験を決めてからは，仕事を続けながら約1年間独学で勉強し，
2020年に25歳で信州大学医学部に合格。

CONTENTS

〈はじめに〉

　私が医師を目指したきっかけは，鉄道会社での勤務を通して，「目の前にいる人を相手に何かを提供できる仕事をしたい」と思うようになったことと，伯母が癌に罹患し，亡くなったことでした。

　かねてより，人の生活の基盤を支えたいという思いがあり，一度目の大学生活で就職活動をしていたときも，鉄道や建設といったインフラ業界を中心に志望していました。また，当時は大きな影響力を持つ仕事に憧れがあり，企画や総務，将来的には経営に携わることのできる職種で鉄道会社に入社を決めました。

しかしながら，いざ働き始めてみると，自分の仕事と鉄道やその他のサービスを利用するお客さまの距離が遠すぎることに違和感を持つようになりました。逆にジョブローテーションの一環で，現場を経験する時期に車掌や駅員として働きましたが，そのようなお客さまと近い距離で仕事をしている日々のほうが，充実感があるような気さえしました。

　一方で，鉄道会社が担う役割には魅力を感じていましたし，他の業界にいったとしても，年次が上がるほど現場から離れていくという場合が多いので，転職したいわけでもないというもやもやとした思いを抱えていました。

　そういった中で，身近な存在であった伯母の罹患，死ということを目の当たりにし，目の前の患者さんの役に立つことができ，生活の基盤の中でもその大元である健康・命に携われる医師という仕事を意識するようになりました。

　ここでは，私が働きながら合格するまでについて書きたいと思います。キャリアチェンジとして医師を志す方のお役に立つことがあれば幸いです。

1　再受験を選んだ理由

　医学部受験を決めてから，編入で受けるのか一般受験で受けるのかはしばらく悩んでいました。一般受験に関しては，私は高校時代に国公立理系を目指して勉強していた経験があり，ブランクはあるものの，「このくらいできれば合格できる」という感覚がなんとなくわかっていました。しかし，再受験生（高年齢）に対する差別についてとても不安に感じていました。

　一方で編入は，勉強する科目の内容や合格の難易度がよくわからなかったので，自分で調べたり，河合塾KALSで面談をお願いしていろいろ教えていただいたりしました。これらをふまえて，一度国公立理系を目指して勉強していた経験のある自分に関して，それぞれまとめると次のようになりました（憶測も入っているので事実とは言い切れません）。

● 編入

メリット	デメリット
● 科目数が少なく，一般受験に比べて必要な勉強時間が少ない ● 国公立大学であっても複数校受験できる ● 2次試験では研究や仕事等，過去の実績が評価に含まれそうだと思っていたが，言いようによってはどうにでもなりそう	● 定員が少なく，運要素もありそう ● 推薦書が必要だが，推薦書をお願いできそうな人が思いつかない

● 一般受験

メリット	デメリット
● 一度経験したことがある ● 評価項目がほぼ勉強のみ	● 年齢に対する差別への不安が捨てきれない ● 国公立は前期後期あわせても2校しか受験できない

まとめると，以下のような考えでいました。

● 編入は必要な時間が一般受験に比べて少ない一方で，勉強以外の要素も大きく絡んでくる
● 一般受験はやらなければいけないことが膨大だが，年齢への差別を除けば，勉強ができればよい

　これに加えて，編入は受験時期が早く，1年目の受験は難しそうだと考えたこと，一般受験でも受験校を選べば，差別されない可能性が高いと思えたこと，5月に受けた河合塾の第1回全統模試の結果等から総合的に考えて，その年の一般受験を目指すことが一番早く合格できる可能性が高いと判断しました。
　今でもどちらで受験するのが適切だったのか定かではありませんが，自分で納得いくまで調べたり，聞いたりすることで，気持ちを固めて迷いなく勉強できたことはよかったと思っています。

2　働きながら再受験に挑むということ

(1)　時間面・仕事面での不安が大きい

　働きながらの再受験は，どうしても周りの現役生，浪人生と比べると勉強できる時間は少ないので，その状況で戦えるのか，間に合うのかという不安はありました。

　また，仕事に関しても本来の業務をしっかり務めることは徹底しましたが，業務時間外にプラスアルファで取り組む業務改善課題等に対しては，受験勉強を始める前より手薄になってしまっていることを感じて，他の同期と差がついてしまうという焦りがありました。

(2)　不安を克服できるように「いつまでに・何を」を明確にする

　ここで大切なのは，これらの不安を納得して克服できるように，「いつまでにこれだけ勉強すればよい」ということを明確にすることだと思います。これは計画を立てるということですが，仕事をしている場合には，その予定も含めて見通しを立てることが大事です。

　私は主に模試をペースメーカーとして，①から順に設定していました。

①受験までにやること
②次の模試までにやること
③その月にやること
④その週にやること
⑤その日にやること

　①は，志望校に合格するためにどのレベルの参考書までやる必要があるのかということです。これについては「○○大学　医学部　数学　参考書」といった形で検索すればだいたいわかると思います。最後に取り組む参考書とともに，それをやるまでに必要な参考書もピックアップします。

②では①で挙げた参考書をもとに，いつまでにこの参考書のこの範囲まで終わらせるということを明確にします。終わらせるというのは，１周解いた後にできなかった問題をしっかり自力で解けるレベルを目指します。

　③では，②を各月の予定に落とし込みますが，ここで仕事の予定や繁忙期を考慮して調整することが必要です。忙しい時期に大きく偏りのある場合には，②の時点である程度模試の範囲は無視して先取りで進めるということも必要になるかもしれません。また，この時点で仕事に充てる時間と勉強に充てられる時間の兼ね合いを自分なりに決めておくと，後々何度も悩むことがなくなり，個人的によかったと思っています。

　④，⑤では，③を週さらに各日の予定に落とし込みます。もちろん計画どおりに進まないときもありますが，そういうときでも私はなるべく１週間の中で進捗を調整するようにしていました。逆に１日計画どおりにいかない日があったとしても，「１週間で調整すればいいや」と，計画どおりに進まないことに対してストレスを溜めないようにしていました。

　また，１週間を通しても計画どおりに上手くいかなかったときは，何が問題だったのかを自分なりに考え，必要であれば計画を組み直して，ずるずる計画を先延ばしにするということはないようにすることを意識していました。

　計画を立てることは，勉強を効率よく進めるという点でとても大切です。しかしそれだけではなく，ここまでしっかりやるべきことを明確にできると，「今このラインまで進んでいるから大丈夫だ」と納得感を持って勉強することができました。

　不安を感じると辛い，ということはもちろんですが，不安があることによってあれこれ考えてしまい勉強の効率が悪くなるという面もあります。これは現在，受験生の指導をしていても感じることですが「本当に合格できるのだろうか」とか「こんなに勉強しても受からなかったらどうしよう」という気持ちが大きくなると，どうしても勉強に注げるエネルギーが下がってしまいます。

　不安が生じることはある程度仕方のないことですが，不安をできる限り解消し，合格できるというイメージを持って勉強するということは受験において重要なポイントの１つだと感じています。

⑶　勉強時間をどう確保するか

　平日は家を出る前2時間（だいたい5〜7時），帰宅後2時間（日による）はまとまった時間を取って勉強するようにしていました。日や時期によりますが，朝の2時間は数学に充て，帰宅後の時間は物理・化学に充てることが多かったです。

　また，通勤時間や急に発生した空き時間にすぐ勉強できるように，スマホに英単語，古文単語の単語帳アプリや参考書の復習したい箇所の写真を入れておくようにしていました。

　休日は，6〜22時で休憩をとりながら10〜12時間くらい勉強していました。平日の進捗をふまえて，休日で調整するようにしていました。

　睡眠時間はなるべく削らないようにしていましたが，どうしても計画どおりに進まないときは，朝いつもより早く起きて時間を確保するようにしていました。私は，夜眠くなりやすく，朝のほうが集中できるのでこのようにしていましたが，自分にとって一番続けやすい形を見つけられるとよいと思います。

⑷　受験のことはオープンにしなかった

　私は医学部受験をすることを両親や限られた人にしか話しておらず，会社の方には合格が決まってから伝えました。

　一般受験だと，合格発表から入学までの期間が短いので，職場の方たちに先に伝えておくことも考えましたが，私は合格できなかった場合にこれまでどおり働き続けるという可能性も残しておきたいという気持ちがあったため，職場の方たちには話しませんでした。職場の環境や雰囲気にもよると思いますが，私の場合は，自分本位ではありますが，受験のことを伝えることで，その先の人間関係やキャリアに影響が出る可能性が少なからずあると考えました。

　両親には特に反対されず，受験のことを話した友人や先輩は辛いときにいつも話を聞いてくれたり，励ましてくれたりしました。周囲には本当に恵まれていて感謝しかありません。特に家族に対しては，成績を伴わせることや見通しをしっかり伝えることで家族の不安を取り除くのが，理解してもらう上で必要なのではないかと思います。

3　限られた時間で合格するために
　　大事にした3つのこと

　限られた時間の中で合格できる実力をつけるために，何にどれだけ時間をかけるのか，また同じことをやるにしてもどういう方法でやるのかを常に模索していました。その中で，私が大事だと思っていることが主に3つあります。

(1)　思考することに時間をかけない

　これは，わからない問題をひたすらわかるまで考え続けることに時間をかけないということです。

　私は，大学受験はある程度のレベルまでは問題の解き方のパターンを覚える暗記がメインだと思っています。よく「思考力」という言葉を耳にしますが，少なくとも中堅の国立大学の医学部では，数学でも物理・化学でも思考力が必要なことはほとんどないと思います。そのため私は，問題を見てパッとわからないときは，すぐに解説を見るようにしていました。

　こう書くと，勘違いされるかもしれませんが，解説を見て理解できればOKだというわけではありません。「解説を見て理解できること」と「自力で解けること」は違います。解説を見てわかったつもりだったけど，自分でやってみたら解けなかったということがあると思います。次に同じ問題を見たときには，パッと解法が思いつくようにしなければいけません。解説を見て，自分の頭で解法をアウトプットできるように覚えることに時間をかけることが大事です。

(2)　自分の記憶力に合わせて見直す

　一度理解した事項，解いた問題の復習のタイミングは，私が一番大事だと思っていることであり，自分の失敗から改善した部分です。

　例えば，問題集を進める場合，普段時間が取れない人は特に，1周するのに時間がかかります。その状況で問題集を全範囲1周解いて，「よし，間違えたところをもう一度やろう」と思って最初に戻ると，

> 全然覚えていない→もう一度解説を読んで理解する→1周するのに時間がかかっ
> てしまう…

というループに陥り，何をするにもとにかく時間がかかります。そのため，忘
れる前のタイミングで，軽く解き方を思い出すというステップを踏むことが本
当に大事です。

　私は，わからなかった問題は，解いた2日後に頭の中で解き方を思い出すよ
うにしていました。これなら，そこまで時間はかかりませんし，例えば，その
問題のメモや写真をスマホに入れておけば，通勤電車の中でもできます。復習
をはさむと，1周するのに時間がかかると思われるかもしれません。しかし長
期的にみると，知識を定着させ，自分のものにするのにかかる時間は短くなり，
効率的に勉強を進めることができます。

　人によって，確保できる勉強時間や忘れるまでの時間は違ってくるので，一
概には言えませんが，私は以下のような形で進めました。

> 問題を解く→解けなかった問題は2日後に方針だけ頭の中で思い出す（主に通勤
> 時間を活用）

⑶　形式だけの勉強にならないようにする

　勉強を続けていると，つい「今日は15時間も勉強できた」とか「この問題集
をもう5周した」という量的な部分に捉われてしまうことがあります。「○○
の問題集は何周しましたか？」とか「1日何時間勉強していましたか？」と聞
かれることもあります。

　もちろん，目安にするのは結構ですが，重要なのは，何時間やったか，何周
したかではなく「できるようになったか」であるということは絶対に忘れては
いけないと思います。

　そういう意味でも，前に書いたように早いタイミングで復習をすることで，
できるようになっているか確認することが必要不可欠なのです。

　また，間違った勉強をしないようにするという意味でも，「できるように
なったか」を基準に勉強の方針を決めることは大事です。

⑷　大前提として大事なこと

　ここまで，勉強の質を上げるために大事なことを3つ書いてきました。しかし，これらと同じくらい大事なのは，しっかり量をこなすことです。上記の3つ目と矛盾すると思われるかもしれませんが，ここに挙げた3つのことは，必要な勉強量をこなせていることが前提です。

　高校生や浪人生と違って，周りに同じ目標に向かって頑張っている人や怒ってくれる人がいない環境で，モチベーションを保ち，コンスタントに勉強を続けることはとても難しいことだと思います。人より時間が少ない中で，合格している人は，一見サラッと合格しているように見えるかもしれませんが，疲れても眠くてもメンタルがきつくても，使える時間を最大限使って頑張れた人だと言えると思います。

4　受験校選び

　受験校の選び方については，医学部受験に対してどこまで妥協できるかという点で基準が変わる部分です。

　私は，「国公立大学であること」と「なるべく1年で受かること」を重視していました。受験する大学自体がモチベーションになっている方や，住んでいる場所の近くであること等が条件にある方もいると思います。もしそれが自分にとって妥協できないところである場合には，少し違った考え方が必要かもしれません。

　私の場合は，ある程度大学を絞っておいた上で，センター試験後に最終決定をしました。流れとしては以下のとおりです。

⑴偏差値で絞る
⑵再受験生への寛容度で絞る
⑶センター試験の点数と大学の傾向で最終決定する

⑴　偏差値で絞る

　偏差値は，模試の判定を参考にしていました。私は河合塾の全統マーク・記述模試をそれぞれ受けました。最終的にAまたはB判定が出る偏差値群の大学を受験校として考え，センター試験で失敗したときには，さらにその下の偏差値群を受けるというようなイメージを持っていました。

　どの大学がどの偏差値群かは，河合塾が公表している偏差値一覧で把握していました。

⑵　再受験生への寛容度で絞る

　寛容度については，独立行政法人大学改革支援・学位授与機構が公表している各大学の各年齢・性別の合格者数を過去3年分くらい見て判断しました。各大学の全学部の情報が一緒になっているのでかなり見にくいですが，数少ない情報だと思います。また，ブログ等でまとめてくださっている方もいたので，それも参考にしていました。まずは，これらを見て極端に25歳以上の合格者が少ない大学を除きました。ただ，再受験，さらに女性はそもそもの母数がかなり少ないので，正直最後まで，確信を持った判断はできていませんでした。

　また実際に差別はあるのか，どの程度あるのかは，はっきりしたことがわかりません。そもそも，差別はないけど受験者が少ないから合格者が少ないという大学もあるかもしれません。

　その中で，再受験であることに対しての不安を極力少なくすることを考えると，以下はひとつの判断基準だと考えています。

● あきらかに再受験が多い
● 面接点がない，あるいは差がつかない（合格者は全員満点）

　ここまでをふまえて，参考までに私が前期の出願校として候補に挙げていたのは，信州大学，滋賀医科大学，三重大学，山形大学です。

　また可能であれば，実際に合格している人からの情報を得られるとよいと思います。私は受験期にSNSをやっていなかったのですが，今思うとTwitter等

は上手く使えばとても有力な情報源だと思います。

⑶　センター試験の点数と大学の傾向

　センター試験については，まずセンターリサーチで，自分の位置を把握しました。

　次に大学の傾向についてですが，ポイントは「センターと2次試験の配分」「問題の傾向」です。特に「問題の傾向」は，自分が「基本的な問題をミスなく解く」タイプなのか，「難易度の高い問題の取るべき部分点をきちんと取る」タイプなのかの見極めが大事です。私は完全に前者であり，また難易度の高い参考書に取り組む時間もなかったという点で，単科大等の難問が出題される大学の志望順位は低めでした。

　また，科目ごとの配点の違いや，そもそも2次試験で理科がない大学もあるので，そういう点も見てみるとよいと思います。

　そして，リサーチが返ってきたら，なるべく早く受験校を決めることも大切だと思います。共通テスト終了後の1週間前後の大切な時期を，悩みながら勉強に集中できないのはもったいないです。

5　科目別勉強法

　私は，7年前に国立理系の合格を目指して勉強していたので（結果は不合格でしたが），基本的には理系の5教科7科目の勉強をひと通りやったことがあるという状態でした。そのため，初学ではないので解説を読んで理解するという部分には，比較的時間を要さなかったと思います。

　一方で，7年間のブランクがあったので，公式や解き方は全然覚えていませんでした。また，数学の複素数平面は新課程で私の高校時代には存在しなかったため，一からやりました。

　また，信州大学の2次試験の問題は，医学部の中では比較的簡単だと思われる部類だと思います。

　以上をふまえて，以下の科目別勉強法を参考にしていただければと思います。

(1)　数学は基礎固めが大事

　数学については「基礎を固めたのがよかった」ということに尽きます。

　1回目の大学受験で基礎をおろそかにしたため，数学が足を引っ張ったという自覚がありました。「そろそろ次のレベルの問題集にいかないと間に合わない」とか「今の時期は発展レベルの問題集をやっているべきだ」と思って発展レベルの問題集に力を注いでしまっていました。基礎ができていないと，解法がなかなか定着せず，たとえその問題の解法が覚えられたとしても，次に似たような問題に遭遇したときに類似問題だと気づけないという事態に陥ります。そうすると，いつまでたっても解いたことのある問題以外対応できません。焦る気持ちは痛いほどわかりますが，基礎をおろそかにして発展問題をやるなら，基礎をしっかり固めるほうがよいと思います。

　また勉強し始めて気づいたことですが，基礎をしっかり固めることで，ある程度のレベルまでは（特に国立医学部は）対応できます。焦らず基礎を確実に固めたことは大きなポイントだったと思っています。

　使用したテキスト等は以下の通りです。

- 青チャート（ⅠA，ⅡB，Ⅲ）（数研出版）
- 『大学への数学―対一対応の演習』（数A，数B，数Ⅲの微積分編）（東京出版）
- センター試験の赤本
- 『大学入試センター試験実戦問題集（ⅠA，ⅡB）』（駿台文庫）
- 信州大学の赤本

● 1年間のスケジュール

- 3～5月：この時期は，とにかく青チャートを進めました。解いたのは例題のみですが，すべてできるようになるまで周回して，ひととおり完璧にスラスラ解けるようにしました。
  5月にあった河合塾の全統記述の範囲が数Ⅲの微分法までだったので，模試までにそこまではできるようにするというスケジュールで進めました。

- 6月：青チャートの数Ⅲの残りの部分を進めました。
- 7月〜11月：青チャートの何回やっても間違えるところを繰り返して、しっかりできるようにしました。並行して新しく『大学への数学の一対一対応の演習』を始めました。『一対一』は、数Ａ、数Ｂ、数Ⅲの微積分編のみ取り組み、この時期にひととおり見直しまで終え、すべてぱっと解けるようにしました。

  また、この時期に『理系数学の良問プラチカ』を購入し、やろうとしましたが、完璧にできる時間がないと思ったので、かなり序盤でやめました。
- 12月〜センター試験まで：数Ａ、数Ｂは『一対一』、それ以外は青チャートを、間違えた回数が多いところを中心に解き直しました。私はこの時期には数Ⅲはほとんどやっていませんでした（これについては、大学の配点や2次試験の難易度でやり方が変わってくると思います）。

  また、並行して過去問5年分と駿台の『実戦問題集』（予想問題集）をやりました。
- センター試験〜2次試験：まず、1月中に忘れかけていた数Ⅲを青チャートと『一対一』で思い出し、ひととおり解けるようにしました。2月も、ひたすら青チャートと一対一を繰り返しました。

  赤本については、問題にあまり特徴のある大学ではなかったこともあり、時間配分の確認のために3年分ほど解いたのみです。他の大学の問題はやっていません。

⑵　物理・化学は短いスパンで復習

　物理・化学はどちらも1年を通して、基礎の参考書をベースに据えていました。やや発展的な参考書に取りかかるときも、基礎の参考書を短いスパンで見直すことで、知識が抜けてしまうことを防いでいました。

　使用したテキスト等は以下の通りです。

［物理］
- 『物理のエッセンス』（河合出版）
- 『実戦物理重要問題集』（数研出版）
- センター試験の赤本

●信州大学の赤本

[化学]

●『エクセル化学』（実教出版）

●『実戦化学重要問題集』（数研出版）

●センター試験の赤本

●信州大学の赤本

● １年間のスケジュール

● ３～５月：『物理のエッセンス』『エクセル化学』を進めました。５月にあった河合塾の全統記述の範囲を模試までにできるようにするというスケジュールで進めました。少し時間に余裕があったので，少し先の範囲までやっていた記憶があります。

● ６月：『物理のエッセンス』『エクセル化学』の残りの部分を進めました。

● ７月～11月：『重要問題集』を進めました。重要問題集ばかりやっていると進みが遅く，長い期間手をつけられない範囲が出てきたので，物理のエッセンスやエクセル化学を２週間で１周を目安に目を通すようにしていました。

●12月～センターまで：ひたすら『物理のエッセンス』と『エクセル化学』を解き直しました。物理の原子はこの期間に詰め込みました。化学の無機有機は２週間で１周を目安に繰り返し，参考書に載っている情報をすべて徹底的に詰め込む意識で暗記しました。過去問はそれぞれ３年分くらい解きました。

●センター～２次試験：『物理のエッセンス』『エクセル化学』を２週間に１周のペースで見直しながら，『重要問題集』の以前間違えたところを解きました。また，物理に関しては公式の導出を物理のエッセンスで確認し，載っていないところはネットで調べながらやりました。個人的に，ドップラーやインダクタンスの導出はやっておくと何かと使えると思います。

赤本については，問題にあまり特徴のある大学ではなかったこともあり，時間配分の確認のために３年分ほど解いたのみです。他の大学の問題はやっていません。

⑶ 英語には時間をかけない

英語はもともと得意で，大学時代や社会人時代にTOEICを受験していたこともあり，あまり時間をかけていませんでした。

使用したテキスト等は以下の通りです。

- ●『Next Stage』（桐原書店）
- ●『パーフェクトリスニング』（駿台文庫）
- ●『やっておきたい英語長文700』（河合出版）

● 1年間のスケジュール

- ● **5月～11月**：1回目の模試の結果から，長文や英作文はある程度できること，文法の細かい知識に抜けがあることがわかりました。そのため，空き時間や数学や物理・化学の勉強に疲れたときは，『Next Stage』を解いていました。
  また，マーク模試の直前にセンター試験の過去問を解くことで時間配分等の感覚を思い出すようにしていました。
- ● **12月～センター試験**：12月頃から，センター試験の発音・アクセントやリスニングに時間を取るようにしていました。発音・アクセントは『Next Stage』を使い，リスニングはパーフェクトリスニングの英文を聞く→シャドーイングをするという形で進めていました。
  他の部分は，過去問を5年分解いて感覚を掴みました。
- ● **センター試験～2次試験**：センター試験後は，やっておきたい英語長文を使って，2日に1つ長文を読むようにしていました。英作文は簡単なものしか出ないとわかっていたので，特に対策はしませんでした。

---

6 センター試験（共通テスト）対策

現在，受験生の指導をしていて，センター試験と共通テストは大きく違うものだと感じています。センター試験時代よりも確実に難しくなっているため，

時期的にも早めにしっかりと対策することが必要だと思います。

　しかし，ボーダーが下がっていることもあり，しっかり対策をすれば現役生と差をつけられる部分であり，共通試験の出来はその後のメンタル面にも大きく影響するので，安易に2次試験勝負しよう，と考えるのはおすすめできません。

　自分が実際に経験しているわけではないので詳細は割愛しますが，どの科目にも共通して言えるのは，時間配分の設定を徹底し，解ける問題でしっかり点数を取ることが必要だということです。そしてこの独特な問題に慣れるためには，その形式の問題を数多く解くことで，自分なりのポイントを掴むことが大事です。

7　2次試験対策

　私が受験した信州大学は，問題に特徴があるわけではなく，難易度もそこまで高くなかったため，特別な対策はしませんでした。とにかく，センター試験対策でおろそかになっていた部分を中心に，今まで解いてきた参考書の復習に力を入れました。

　また，面接についてはオーソドックスな質問（志望動機，長所・短所など）に対する答えはしっかり用意しました。それに加えて，再受験生だから聞かれそうなこと（「再受験の動機は？」「高年齢のあなたをとるメリットは？」など）については，深掘りされても大丈夫なように念入りに準備しました。面接での回答は，就活時代に練ったものを軸に考えました。

　再受験生は一人ひとり異なる背景を持っていると思います。私自身，受験生時代は，なかなか参考にできる人が見つからないことがとても不安でした。働きながらでも国公立大学に合格している人がいるということで，誰かの背中を押す存在になれれば幸いです。

　勉強面では，私の経験の中で参考になる部分があればと思いますが，最終的にポイントとなるのは，自分の成績や確保できる勉強時間に合わせて適切な勉強計画を立て，それを達成するためにコンスタントに勉強を続けられるかどうかだと思います。

　また，入学してからのことに不安を持つ方もいるかもしれません。私は，入学してからは，部活，アルバイト，勉強と充実した生活を送ることができています。入学時25歳だったので，同学年の現役生は7つ下です。弟よりも年下で，関わったことのない年代の子たちと馴染めるのかと不安に思うこともありましたが，皆違和感なく接してくれて，時折年齢のことをネタにしつつ楽しく生活できています。年齢のことを不安に思う方もいらっしゃると思いますが，入ってしまえばどうにかなるものだと思うので，ぜひ不安にならず飛び込んできていただけたらと思います。

　勉強以外にも悩むことが多く大変だと思いますが，周りの受験生と違う経験が生きる場面もたくさんあります。

　ぜひ皆さん，頑張ってください。応援しています。

FILE 8

文系出身の中小企業営業マンが
独学＆1年半で琉球大学合格

■リアルポイント■

● 持ち前の能天気さで受験に踏み切ったが，厳しさを思い知った。

● 金銭面を考慮し独学で勉強。

● 記憶を定着させるため単語帳を45冊作った。

津田貴志 Takashi Tuda（30代男性）

富山県出身。地方国立大学・教養学部卒業後，都内の中小企業にて
約8年勤務。社会人7年目にして心機一転，医師になることを目指
し1年半の独学の末，琉球大学医学部医学科に合格。

CONTENTS

〈はじめに〉

　私は大学卒業後，約8年都内で働いておりましたが，その後心機一転医学部を受験を決意し，1年半の勉強を経て琉球大学医学部の生徒となりました。

　当時20代後半で医師になることを決意し，合格するまでは苦労もたくさんありました。同じ境遇の方や医師を目指す方にとって，良くも悪くも1つのサンプルとして，医学部を目指した理由から目指すにあたり気をつけるべきこと，実際の体験記を記しています。同じ境遇の方にとって，何かしらのお役に立てることがあれば望外の喜びです。

1 アラサーで医学部再受験を即決した理由

(1) 自分にしかできないことを見つけたい

　大学卒業後，中小企業で主に営業職として働いていました。仕事がつまらなかったわけではなく，充実感を持っていましたし，必死に働いてきました。先輩後輩とチームで取り組む仕事は苦しさも楽しさもあり，本当にのびのびと過ごしていたと思います。

　ただ，自身の周りには，営業がずば抜けて上手い上司，どんな難しい案件も平気な顔をしてこなしていく役員，電話営業で他の人の3倍の成果をだす後輩など優秀な方がたくさんおり，恥ずかしながら自分はいくら努力してもこの優秀な方々に追いつくことはできないと痛感していました。

　そのため，これまで培ってきた営業のスキルだけではなく，他の専門性を掛け合わせて「自分しかできないこと」を見つけなければならない，と将来に焦りを覚える日々でした。

　そんな中，友人が大病を患い，これまでは全く興味のなかった医療について興味がわき始めました。図書館などで調べたり病院に付き添って話を聞いたりするうちに，医療についての興味がより深まり，医師の裁量の大きさや責任の大きさ，専門性の強さに魅力を感じるようになりました。そして，さらに，今の医療現場で「もっとこうしたらいいのではないか」ということを考えるようになりました。

(2) 持ち前の能天気さで受験に踏み切る

　ちょうど営業職としていくつか仕事を任され充実した時期ではありましたが，自分の将来を長い目で見たときに，ふと「自分が医師になればいいのではないか」と思い立ちました。また，その後の人生のプランを考えたとき，これまでの営業経験と医師という専門性を掛け合わせると面白いのではないかと考えました。もちろん，医者になるのは容易ではないと漠然とは思っておりましたが，

人生一度きりですし，「じゃあやってみるか」と勢いで医師になることを目指した次第です。持ち前の能天気な性格が全面に出ていると思います（笑）。

　周囲からは「よくその歳で（アラサーで）踏み切ったね」と言われます。しかし，今私達が生きているのは人生100年と言われる時代です。定年はこれからさらに伸びますし，定年後も働く必要があるでしょう。そう考えれば，「思い立ったが吉日」。常日頃から死ぬ時に後悔をしない生き方をモットーにしているので，躊躇はありませんでした。

2　社会人の医学部受験で気にすべきこと

　医師を目指し始めてまず行ったのは，社会人が医学部を受験するにあたり，何が必要で何に気をつけなければならないのかを洗い出すことでした。調べてみると，以下に留意する必要があると感じました。

⑴勉強時間が確保できるか
⑵金銭面で大丈夫か
⑶家族を説得できるか
⑷合格までの最短ルートを通れるか

　それぞれ自身の体験談をもとに記します。

⑴　勉強時間が確保できるか

　医学部受験では膨大な勉強量が必要です。ネットで医学部受験体験記を調べてみると，半年足らずで合格した方もいれば，3年で合格した方など様々いらっしゃいます。そこで感じたのは，スタート地点が人によってバラツキが大きいということです。そのため，自分は現在学力がどれくらいで，合格までにはどれくらい知識が必要なのかを明確にする必要がありました。

　また他の方の記事を見ると，合格には5,000時間の勉強時間が必要との記載もありました。1年間で換算すると毎日13.6時間の勉強時間が必要です。

とはいえ，受験を決めた当時はまだ自分の学力もわからないし，何がわからないかもわからない状態でした。ただ，まとまった時間をしっかり確保しなければならないことは明確でした。そのため仕事を辞め，2年間という期限を設けて勉強漬けの毎日を送ることを決めました。

⑵　金銭面で大丈夫か

　社会人の再受験で非常に重要になってくるのが「金銭面」。社会人ともなれば親に頼るわけにもいきません。

　まずは，受験時代にどれくらいお金が必要かについてです。生活費などは除き，再受験でかかった費用は大まかに以下のとおりです。そこまで蓄えがあるほうではなかったため，予備校などは利用せず独学ですすめることにしました。もし予備校を利用していたら，ここに年100万円程度追加の出費があったでしょう。

● 独学でかかる費用

参考書	30,000円
模試（4回）	24,000円　※1回6,000円
センター受験※	18,800円
前期日程	62,000円（受験費用17,000円＋ホテル15,000＋交通費30,000）
後期日程	47,000円（受験費用17,000円＋ホテル10,000円＋交通費20,000円）
合計	181,800円

※今は共通テスト。

　さらに，合格後も医学部生活にかかる費用があります。具体的には生活費を除き以下のとおりです。

● 医学部生活にかかる費用

入学金	282,000円
授業料6年間計	3,214,800円（535,800円／年）
抗体価検査・ワクチン接種	30,000円

医学会費・学生障害保険	150,000円
教科書代（6年間）	200,000円
パソコン	150,000円
タブレット	80,000円
CBT	25,000円
OSCE	25,000円
国家試験対策費	200,000円
国家試験受験費	15,300円
実習教材・器具	50,000円
医師免許登録料	60,000円
計	4,482,100円

※1年あたり		747,017円
※1ヶ月あたり		62,251円

　2種奨学金の上限金額が12万円なので，これのみで生計維持すると仮定すると，残り5.8万円で生活しなければなりません。下宿する人間からするとかなり厳しく，バイトは不可欠です。またこちらは国公立大学での費用の計算であり，私立大学医学部となると授業料は6年間で2,000万～4,000万ほどとなり，資金繰りには一層厳しくなる必要があると思います。

　ざっくりと上記で「合計いくらお金が必要なのか」を計算してきましたが，記載の費用はあくまで医学部合格まで，医師国家試験合格までに必要な金額であり，生活費は含まれておりません。これらを加味した上で，果たしてうまく資金繰りができるかを検討する必要があります。

　また，忘れがちな問題としては「ちゃんと決まったタイミングでお金を支払えるか（＝キャッシュフロー黒字を維持できるか）」ということがあります。というのも，入学初年度の半年間が特に大きくまとまったお金が必要だからです。初年度の入学金・授業料はそれなりの額が必要ですし，下宿するとなると敷金礼金などの費用も数十万円発生します。また奨学金はすぐに支給されず，うまくお金をやりくりする必要があります。授業料を後から払う制度などもありますが，個人的には最低でも100万円程度の貯金は必要ではないかと考えています。

⑶　家族を説得できるか

　私の場合は独身であり，いずれ奨学金を借りて学費や生活費を工面していくことを考えておりましたので，親と兄弟の説得が必要でした。知人の医学部生では親を説得できずに奨学金を借りられていないという人もいらっしゃったため不安ではありましたが，幸いにも親も兄弟も私の選択を応援してくれたため問題はありませんでした。

　受験をするにあたって周囲の理解を得ることは大切だと思いますが，さらには入学後の生活についての周囲の反応もイメージしておく必要があると思います。例えば，入学時，同級生は高校卒業したての18歳となり，20歳前後の先輩がつくという形になります。研修医になってからは年下の先輩に教えを請う可能性もあります。このような部分も踏まえ，先を見据えて社会人医学部生は立ち振舞う必要があるかと思います。

⑷　合格までの最短ルートを通れるか

　ここからは自身が具体的にどのような形で受験を攻略してきたか，受験勉強のハウツーの部分をお伝えします。

　医学部を受験するとなると，外部から「お前にはムリなんじゃないの？」「社会人で合格する人なんているの？」など色々言われるでしょう。周囲の声にかき消されて忘れがちになりますが，合格する条件は至ってシンプルです。「合格最低点以上の点数を取る」ことです。

　では，どうすれば合格最低点以上の点数が取れるようになるのか？　そこに戦略が必要になります。自分の持てるリソース（時間やお金）をどう振り分けるか，自分の実力にあった大学を見極めてそのリソースをうまく使う必要があります。最短で合格するには，以下の一連の流れが大切だと考えます。

- 目標はどこなのか（目標の明確化）
- 目標を攻略するには具体的に何が必要なのか
- その必要なことを達成するのに，自分はどんな行動が必要なのか
- その行動に期限を設けて細かくタスクに落としていく

■ 目標はどこなのか

私は目標を以下のような形で細分化していきました。

● 目標の細分化

大目標：医学部に合格する
一般受験・編入試験の手段は問わない，ただし国公立のみに限定する。

中目標：一般試験にて平均的な難易度の問題を出題する国公立医学部に合格する
受験は各大学により出題される問題が異なり，大学ごとで難易度や必要な得点は異なります。私は難しい問題を全く解けるイメージがわかなかったため，はじめからそのような大学を候補から除外しました

（一般試験に関して）
小目標１：センター試験努力目標92％，必達目標90％
国語：170，英語筆記：190，英語リス：48，英語換算：190.4，数学１Ａ：95，数学２Ｂ：95，化学：95，生物：95，倫理政経：85　計825/900（91.7％）
小目標２：２次試験で得点率75％（合格者平均が70％程度）
こちらもセンター同様に目標点も細分化していました

　まず，医学部に関しては行きたい大学はいくつかありましたが，大学を選べるほどの時間と学力がないと考えていたため，全国の国公立大学のうち具体的に合格のイメージがわく大学を探しました。医学部は大学ごとに再受験生への寛容さや，問題の難易度，求める得点率が異なります。私は25歳以上の合格者がしっかり出ており，かつ比較的易しい問題を出題する大学を抽出しました。その上で，各学校のプログラムや勉強内容を調べて志望校を決めました。

　また，センターや２次試験の目標点数もしっかり定め，「その点数を取るためにはどうすればいいか？」「それぞれの教科がどれくらいできるようになれば目標到達できるか」「教科ごとにどれくらいの勉強量が必要なのか」を見極めるようにしていました。

　なお勉強量については，「勉強時間」で測る人もいますが，私はそうではなく試験で求められる理解の「広さ」と「深さ」で把握するように意識しました。

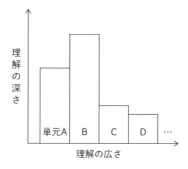

　実際に，数学の試験問題と照らし合わせて考えてみます。

　まず「広さ」ですが，これは各単元を意味します。すなわち，例えば，数学
１Aだと「数と式，２次関数，場合の数，確立，整数」というように，実際に
学校で習うカリキュラムです

　次に「深さ」ですが，これは単元ごとにどれだけ深く内容を理解できている
かを意味します。例えば，数学２Bの加法定理という単元を取り上げるとして，
以下の問題を見てください。

問１：sin（$\alpha+\beta$）を加法定理を用いてsin α,cos α,sin α,sin β の式で表しなさい

問２：sin α=1/2（0<α<2π）のとき，sin 2 α を求めよ

問３：sin75°を求めよ

問４：２辺がそれぞれ１で，頂角が15°の二等辺三角形の面積を求めよ

問５：半径１の円に外接する正十二角形の面積を求めよ

問６：加法定理sin（$\alpha+\beta$）=sin α cos β +cos α sin β を証明せよ　　（1999年東大/改）

　この問５からはかなり難易度が上がってくるなと私自身感じています。同じ
単元をとっても，その深さによって難易度が全然違います。

　そして志望大学によって，この求められる深さが単元ごとに異なります。

● 求められる理解の広さと深さは，志望大学によって明確に異なる（これを正しく把握することが重要）

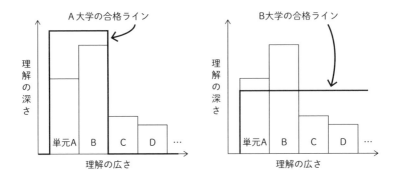

　上記の数学の例で言いますと，私は「問5まで解ければOK，問6はそもそも志望校で出題されないのでできなくてOK」と割り切って勉強していました。
　このように，自分の志望校が求める「理解の広さと深さ」をしっかり把握し，どれくらい勉強時間が必要なのか，考えることが大切だと考えます。

● 良い勉強の例

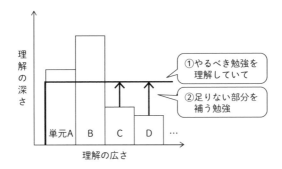

● 悪い勉強の例

悪い例（1）: "深さ"を把握できていない

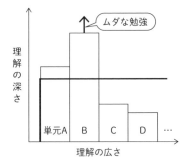

悪い例（2）: "広さ"を把握できていない

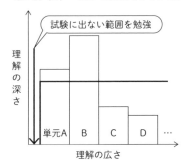

　計画を立てて実行することを続けないと，目標の達成はできません。地図やコンパスがなくては目的地に到着できないからです。しかし，計画は往々にして崩れます。なので，都度計画は修正しながら進めるとよいでしょう。そういう点では，塾講師や予備校を頼るのもよいと思います。

　私はもともと独学で進めると決めており，また計画は必ず狂うと予想していたので，計画は時間に余裕をもたせて組むようにしていました。実際，やはり計画通りにはいかず，何度も計画を練り直し，勉強を進めて合格できたと思っています。

3　私が医学部に合格するまで

　ここまで，医学部受験にあたって気をつけるべきことを列挙してきました。以下では，実際に自身がどのような受験生活を送ってきたのか，その体験談をお伝えします。

(1)　惨敗した1年目

　「医学部に入ろう！」と思い立ち，まずは編入試験についてリサーチしました。しかし，編入の生命科学分野が完全にちんぷんかんぷんであることや，そ

もそも編入は試験内容にブラックボックス感が強いと感じたことから，一般受験で勝負することに決めました。

　とはいえ，実際のところは「高校時代はまあまあ勉強もしてきた（つもり）し，大人になって物事の理解も深まったから，しっかり勉強すればいけるでしょう」という，本当に甘い考えだったと思います。

● 学習開始時のレベル

> **英語**：まぁまぁできそうかも。TOEIC750点くらい。
> **数学**：sin,cosは名前しか覚えていない（tanは忘れてた）
> 　　　　（※ちなみに中学数学からやり直しました）
> **化学**：モルって何だっけ？　レベル
> **生物**：細胞膜と細胞質の違いは知っている程度
> **現代文**：本を結構読んでいたのでセンター国語はまぁまぁ解けた
> **古文**：初見の外国語レベルで全く読めない
> **漢文**：返り点は読めたが他はよくわからない
> **倫理**：常識の範囲内で解けるものは解ける（ただし人名とか知らない）

　会社を退職して本格的に勉強に本腰を入れる環境が整ったのが，センター試験まで半年を切った2018年の8月頃でした。その頃，東進衛星予備校の夏のマーク模試（8/26）を受けた結果，900点中531点（59%）という惨々な結果でした。半年でここから医学部合格はさすがに難しいと，その時に初めて痛感しました。高校生のしている勉強は本当に難しいのだなということ，受験をナメてかかっていた自分が恥ずかしく思いました。

　そこで，このような状況を踏まえて，「どうすれば合格できるのか？」と方針と計画を見直しました。その上で，「基礎をしっかり固める」「ヌケモレのないよう暗記を徹底する」と決めました。

　医学部合格にはセンター試験で高得点が必要不可欠ですが，基本的にこの試験は教科書の範囲を超えて出題されることはないということを考えると，教科書（＝基礎）をしっかり固めれば合格点が取れるだろうと考えたのです。

　そこで，以下を地道に進めました。

①教科書を何度も読み，基礎のヌケモレをなくす

②その後，基本的な問題集を解き，すべて自力で解けるようにする

　（一度間違えた問題，不安な問題はすべてログを残す）

③上記のログを何度も見返し，基礎の問題で解けない問題をなくす

　この中で，特に②と③については単語帳を活用していました。単語帳はアマゾンでまとめ買いし，表面には間違えた問題や教科書で覚えられなかった箇所を記載し，裏面にその回答を記載していました。１年半で45冊の単語帳を作りました。

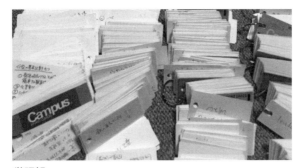

単語帳

　このように，１年目はひたすら基礎を固め続けました。しかし，２次試験の応用には全く歯が立たず，ちょっと捻った難問に対応できず，１年目の受験は惨敗でした。振り返れば，当然の結果だと思います。自分の見込みが甘かった，それに尽きます。また，試験当日に必要以上に緊張してしまって実力を出し切れなかったことも大きな反省点でした。

(2)　２年目で合格を勝ち取るまで

■ １年目惨敗後〜２年目センター試験

　営業の上司から「１度ミスするには仕方ない。だけど２度同じミスをする奴はただの馬鹿だ」と叩き込まれており，その言葉を胸に「基礎ばかりで演習量

が無いのはダメ」と考えました。そこで２年目には，以下のような方針を立てました。

①問題演習を中心に行う（標準問題レベル）→ただし，演習して基礎が足りないと判断したら，即教科書からやり直す
②教科書を時折復習する
　→時間がたつと，何度も反復した教科書の内容さえ忘れてしまっていたから
③はやめに演習を終わらせる→春夏の間で２次試験対策を１周終わらせる

　私が狙っていたのは，問題が比較的容易で高得点を求められる総合大学だったため，「難問奇問は解けなくてよい，だけど合否を分ける問題は解けるようになる」ようにしたいと考えていました。
　このようにして方針を立てて１年間勉強しましたが，途中で中だるみしてしまい，合格ラインに到達しないままセンター試験本番を迎えてしまいました。
　中だるみの原因として，勉強ばかりしている生活に飽き，メンタル的にあまりよくない状態が続いていたことがあります。結局，人と話したくなり，知り合いから飲食店のサポートをお願いされて仕事も少しするようになっていました。
　勉強の方針自体はそこまで悪くなかったと思いますし，マーク模試では志望校のＡ判定が出ておりました。ですが，いざセンター試験本番を迎えると，数学で大きく失敗をしてしまい，目標点を取ることができませんでした。試験後は能天気な私でもさすがに落ち込みました。自己採点を終えて点数を見て思ったのは，「あ～これ何年やっても受からないかもしれない」でした。

■ センター試験後～前期試験
　センター試験ではＡ判定を取るのが目標でしたが，実際の結果は得点率85％弱と大きく目標点を下回りました。ただ，2020年度はセンターが難化した年だったのか，センターリサーチや駿台の合格判定を見たところ，想定よりも判定はよく，前期日程Ｂ判定，後期日程Ｃ判定でした。
　志望校が決まったら，とにかく再度過去問の研究です。過去問は全教科きっちり赤本を解きました。数学だけは演習が足りないと感じたため，WEBサイ

トから過去問題を引っ張ってきて解いていました。

そして前期試験当日。

ここでも数学でとてつもないミスをしてしまい，大きく失点をしたこと，また面接の手応えがイマイチだったこともあり，受験終了後は「今回合格は厳しいかも」と感じました。結果は，不合格でした。

■ 前期試験後〜後期試験

落ちた時の精神的ダメージは大きかったです。もともと2年の期間を定めていましたが，泣きでもう1年勉強をして最後の受験をしようかと考えていました。そのため，今の勉強が翌年の受験にも繋がると自分に言い聞かせ，日中は勉強をし，夜は友人と遊んだりしてメンタルを保っていました。

そして後期試験。試験内容については，筆記と面接はどちらもそこそこ手応えがありました。ただ，そもそもセンターリサーチの判定がC判定であったこと，後期試験で合格した再受験生の存在を知らなかったこともあり（風の噂で，多浪再受験勢は後期で取らないとも聞いていたため），「まぁ落ちるだろうな」と考えていました。

そして合格発表。

当然落ちたものと思い，翌年の勉強計画や生活の計画を立て，いつもと変わらずにマクドナルドで勉強していました。合格発表のWEBページがアップされたので，しぶしぶ結果を見ると，そこには，自分も想定してなかった，自分の受験番号がありました。「見間違えだよな？　そうだよな？」と何度見返しました。まさか自分が受かると思っていなかったので，もちろん合格していたらなぁという淡い期待はありましたが，嬉しさよりも驚きのほうが大きかったです。勉強を一旦ストップし，家族に電話で報告。親は私以上に喜んでくれました。その後はお世話になった方にお礼まわりをしました。

こうして私の約1年半の再受験生活が終了しました。

4　科目別勉強法と使用したテキスト等

知識を補うための「参考書」と実際の演習を行う「問題集」は，自身のレベル

と志望校の問題に合わせて選定しました。参考書については選んだものをやりこむと決めていたため，じっくり時間をかけて選定しました。

■ 英語

　自身のレベルとしては，勉強開始時にはセンターの英語の問題程度はスラスラ読めていたので，1年目は他の科目の対策を優先し，英語については文法問題と過去問のみに取り組むことにしました。

　使用したテキスト等は以下の通りです。

【参考書】
● 文法問題：『Next Stage 英文法・語法問題［4 th EDITION］：入試英語頻出ポイント218の征服』（桐原書店）
● 英単語：『DUO3.0』（アイシーピー）
【問題集】
● センター過去問
● 大学過去問（赤本）

　勉強するにつれ，実際は基本的な英文法，英作文，英文和訳に弱みがあることに気づきました。1年目ではこれらを補いきれなかったため，2年目では参考書の『カラー改訂版 世界一わかりやすい英文法の授業』（KADOKAWA）と問題集『基礎英文問題精講』『基礎英作文問題精講』（旺文社）を追加しました。「基礎」と書かれていますが，比較的平易な問題を出題する国公立大学の問題を十分にカバーできる内容だと思います。

■ 数学

　数学は最後まで足を引っ張った教科です。受験開始時，よくこんなレベルで「仕事を辞めて受験一本でやるぞ！」と決意したのか本当に不思議でなりません。

　受験開始時のレベルは，「サイン・コサインは聞いたことがある，タンジェントはそもそも初耳」という壊滅的な状態でした。高校時代に数Ⅲは少しかじってはいましたが，知識がほとんど抜け落ちていました。

さらに少し勉強を始めると，中学数学まで忘れていると気がついたため，中学レベルからやり直す必要がありました。そこで『やさしい高校数学（数学Ⅰ・A）（数Ⅱ・B）（数Ⅲ）』（学研プラス）を選びました。このシリーズは感動するほど内容がわかりやすく，苦手意識があった数学にもすっかり抵抗がなくなりました。中でも数学1Aには，前半に中学数学のおさらいも掲載されていて便利でした。

　ただし，こちらの本だけでは「センター試験」や「国公立2次試験」には100％対応できません。そこで，『基礎問題精講』（旺文社）のシリーズで実際の問題が解けるようにトレーニングをしました。このシリーズは基礎とあるものの手ごわいです。普通に国公立の過去問が掲載されており難しいです。とはいえ，典型問題がちりばめられており，まず受験1年目はこれを完璧にしよう！　と思い，何度も反復しました。

　受験2年目ではより難しい問題も解けるようになりたいと考えたため，この『基礎問題精講』に加え『標準問題精講』（旺文社）シリーズと『大学入学センター試験実戦問題集』（大学入試完全対策シリーズ）』（駿台文庫）のⅠAとⅡBもやりました。

　『標準問題精講』は1問1問解くのに時間がかかりますし，どの問題も解けるようになるまでかなり時間がかかりました。最終的にすべての問題に取り組める時間がなかったため，志望校の頻出分野を中心にピックアップして取り組みました。

■ 倫理・政治経済

　倫理・政経は，知識さえ頭に入れればセンター試験はクリアできると考えました。そのため，使用したものは以下の参考書と過去問のみです。

- ●『大学入学共通テスト 倫理の点数が面白いほどとれる本（面白いほどシリーズ）』（KADOKAWA）
- ●『《新入試対応》共通テスト政治・経済集中講義 四訂版（大学受験SUPER LECTURE)』（旺文社）

　暗記すれば得点を取れるラッキー科目なので，ひたすらテキストを頭に入れ

ることが最短の道だと思います。

◼ 国語

現代文はともかく，古文と漢文がズタボロ状態でのスタートでした。

まず，現代文は，受験記などを読み漁り，「過去問をやりこめばOK」という意見が多かったため，その言葉を信じることにしました。

古文と漢文については，もはや外国語に見えるほど，ぱっと見て何も読めませんでした。そのため，大枠の知識を短期間で学べそうな参考書を選びました。

【参考書】
- 『古文ヤマのヤマ（大学受験超基礎シリーズ）』（学研）
- 『精選 古文単語300PLUS』（三省堂）
- 『漢文ヤマのヤマ 共通テスト対応版（大学受験超基礎シリーズ）』（学研）

【問題集】
- センター過去問

勉強を進めていくうちに，勉強時間が全然足りないという問題に突き当たりました。他の参考書に取り組みたいという気持ちもありましたが，そもそも上記の参考書でさえ十分理解できていなかったため，同じ参考書を反復することにしました。特に古文単語帳をひたすら反復し，わからないものは単語カードに移してさらに反復し，見た瞬間に意味が思い浮かぶ（現代語と同様に読める）レベルを目指しました。

◼ 化学・生物

化学・生物の知識も数学同様に壊滅的です。

化学についてはmolが何か忘れているレベルです。そのため，わかりやすく網羅的に勉強できる『宇宙一わかりやすい高校化学（理論化学／無機化学／有機化学）』（学研プラス）を使用しました。タイトル通りわかりやすく，かわいいイラストも相まって，記憶に定着しやすいです。理論化学も単位格子の問題がかなり詳しく書かれており，勉強になりました。ただ，このテキストだけでは医学部受験にはやや足りないかなという印象でしたので，『新訂エクセル化

学総合版—化学基礎+化学』（実教出版）もやりました。

　生物の参考書は，唯一，選ぶことに困った（失敗した）と感じています。『宇宙一わかりやすい高校生物基礎』（学研プラス）は初学者が導入として読むのには最適ですが，生物基礎の範囲しかなく，受験には足りない内容です。そこで2冊目に『よくわかる生物基礎+生物』（学研プラス）を購入しましたが，こちらでも完全に受験範囲をカバーできているとは感じませんでした。そこで追加した3冊目の『大森徹の最強講義117講生物［生物基礎・生物］』（文英堂）は，逆に十分すぎる内容（つまり分量が多く難しい）だったため，辞書的な役割で使用しました。

　参考書がうまく定まらなかったため，生物については大枠の内容を理解した後は，化学同様に『エクセル生物—総合版』（実教出版問題集）を解きながら足りない部分を補っていく形となりました。

5　営業マンから見る医学部面接について

　再受験生や多浪，謎のブランクがある受験生などにとっては「面接」はとても気になる科目です。

　私自身は，数年間続けてきた仕事の中で，採用に関わることがあったので，面接を多く経験してきたほうだと思います。

　採用側の視点も踏まえて面接試験をカテゴリー分けすると，一部の地方国公立大医学部一般（特に後期試験），医学部編入は①加点方式，地方国公立大医学部一般（特に前期日程）は②減点方式，面接点が配点に加わっていないところ（東大，京大，阪大，東北大など），面接点が基本的に満点であるところ（熊本大学や名古屋市立大学など）は③ふるい落とし方式，の3つに分けられると考えています。

　面接の対策は各大学の方式で異なり，また対策も異なると思いますが，共通して言えるのは，面接官は1日に何人もの受験生を面接するということです。ずっと面接していると先生方はかなり疲れるでしょうし，面接した相手の多くは忘れてしまうと思います。ですから，小難しいことを話して面接官を唸らせようとするような真似はせず，受験生が入室した瞬間に「あ〜この人イイ

ネ！」って思わせるような雰囲気や，質問に対して「聞いたことだけにわかりやすく返事してくれる（余計なことを話さない，イライラさせない）」ことこそが重要だと考えます。

Message

　ここまでお伝えしてきて，「私でも医学部合格できるかもしれない！」と思うかもしれません。実際に私は再受験をして，その大変さを痛感していますし，合格していなかった可能性もあったと感じています。同じように医学部再受験を目指し，志半ばで断念した人をたくさん見てきました。ですので，実際の医学部再受験はどれくらい大変なのかをお伝えする必要があると考えています。

　まず受験の大変さは，受験開始時の個々人の知識量によって大きく変わってきますので一概には言えませんが，大変である理由の大きな1つとして，その倍率の高さがあるのは確実です。
　令和2年度の国公立大学医学部医学科のデータ（文科省）では，倍率は3.38倍，受験チャンスは前期日程・後期日程の合計2回のみです。また，併願可能な私立大学の倍率は11.6倍（令和2年度）です。11人に10人は落ちるということです。
　倍率が高い上に，その倍率で対抗馬になるのは秀才の方々です。入学後に実感しましたが，小学生の頃から医学部を志望し，中学受験→高校受験と勝ち抜いてきた猛者や地元で神童・天才と言われてきた方がゴロゴロいます。

　今思えば，文系出身の凡人である私が脱サラして医学部を目指したのは，かなり無鉄砲でした。
　なぜなら，社会人の医学部再受験には，様々なリスクがあるからです。
　例えば，入試において年齢差別や性差別がされているという報道などもあります。金銭面の負担も大きいです。さらに，再受験に失敗したら，経歴に穴があきます。
　正直なところ，ズルズル勉強したとしても合格しなければ何も得られません。合格できなければこれまで費やした勉強時間，大切な人生の時間を無駄にしたとさえ思ってしまうかもしれません。

さらには，医学部に入学すると，しばらくは勉強漬けの毎日です。卒業後も様々な研修があり，医療は日々アップデートされるので勉強し続ける毎日が続くと思います。それでも医学部受験をされるでしょうか？

　このようにお話するのは，私が医学部合格をした後から，「私も医学部再受験を考えている，話を聞かせてほしい」といった相談が非常に多いからです。そして話を聞くと，フワッとした動機で始める方が多いと感じたからです。

　かくいう私も似たような軽い気持ちで受験をし，多くの失敗をしてきました。そして運良く今の医学部に拾ってもらったと考えています。ですので，もし同様に医学部を志望される方には，私のような失敗をせず，倍率の厳しい現実を見据えた上で，是非合格までのプロセスを明確にして取り組んでほしいと考えています。

　私は医学部に入学してからは勉強漬けの日々ですが，自らやりたくて選んだ道であり，毎日が楽しくて仕方ないです。のびのびと勉強できることはこんなにも幸せなのだと感じています。

FILE 9

文系からの挑戦！
家族の支えを糧に私立大学合格

■リアルポイント■

● 途中の補欠合格は繰り上げがなかったものの，心の支えとなった。

● 父親も再受験からの医師。両親が応援してくれた。

● メンタルは強め。

おもち（アラサー女性）

国立大学経済学部在学中に，医学部再受験を決意。卒業後から学習
をスタート。数年は国公立大学のみ受験したものの，2016年のセ
ンター試験で失敗後，私立大学を受験し補欠合格。繰り上げがなく
進学できなかったものの，この補欠合格が支えとなり最終的に私立
大学に合格。2021年より医大生。
ブログ「おもちの医学部再受験日記〜文系からの挑戦〜」（https://
saijuken-2021.com）で情報発信中。

CONTENTS

はじめに

〈はじめに〉

　私は国立大学経済学部在学中に医学部再受験を決意し，大学卒業後に本格的に勉強を始めました。そこから長く再受験生活をして，やっと受かりました。本当に長かったです。医学部再受験は本当に難しいなと痛感しました。

　再受験中，先に受かっていく仲間もいれば，残念ながら受からず辞めていった仲間もいました。辞めていった仲間の方が圧倒的に多いことを考えると，やっぱり医学部再受験は難易度が高いのだと思います。

　私も気軽な気持ちで勉強を始めたわけではなかったのですが，現実を知らないとは怖いもので，初めは「遊園地の迷路に入り込んだ」気持ちでしたが，受かってから来た道を振り返ると，そこは「先が見えない奥深いアマゾン」でした。

　私には，「こうすれば絶対成績伸びるよ」とか，「これさえやれば受かるよ」というような万人に役立つことは書けません。合格のためにやるべきことは一人一人違うからです。長い再受験生活でこう勉強したときに伸びたという勉強方法を体験談として後述しますが，この通りにやってねということではありま

せん。あくまで参考にしてもらえたら，という思いです。

　というのも，一発合格したすごい方の合格体験記を読み込んでも，合格するのは非常に難しいのです（多分無理）。たとえるなら，初めて野球をやった子供が，プロ野球選手になる！　と言って，プロ野球の試合ばかりを観ている状態に似ている気がします。

　先ほども書いたように，合格までに通る道は全員異なるので，こうやれば受かるのだ，という絶対的な道はありません。合格体験記は，「なるほど，この科目のこの勉強方法を取り入れてみようかな」と部分的に参考にしたり，受かった後の自分と重ねることでモチベーションを維持することに利用するとよいと思います。

　本稿では，医学部再受験を考える方に，「現在の医学部再受験のリアル」を包み隠さずお伝えできればと思います。

1　文系学部卒業後に医学部再受験を決めた理由

　医学部を目指した本当の理由は，大学卒業間際に個人的にショッキングな出来事があったからです。それがきっかけで，将来について真剣に考え，医師になることで乗り越えられるのではないかと思いました。しかしそれを乗り越えることはできないと思ったからです。今思えば，再受験の勉強に集中することで，怒りや悲しみといった感情から現実逃避をし，精神を保っていたように思います。ネガティブな事がきっかけで始めたからこんなに時間がかかってしまったのかなと思わなくもないですが，受かった今は，やっとそれを乗り越えられたな，という感覚があります。

　またポジティブな理由もちゃんとあります。

　父が医師なので，小さい頃から漠然と医師に憧れがあったということです。地域医療に従事する父を見て，幼いながらに「お医者さんって格好いい！」とずっと思っていました。高校時代も1年生の最初の頃は医師を意識していましたが，勉強の難しさにすぐに挫折しました。しかし，自分の人生をしっかり考え直したときに，医師ではない自分で死ぬのは後悔するだろうな，と思い再受

験を決意するに至りました。

2 支えとなった家族の応援

(1) 父も再受験を経験した医師

実は，私の父も再受験で医師になりました。そのためか，自分と同じように再受験で医学部を目指す私をとても応援してくれました。あまり感情を出すタイプではない父のメールからは，「医学部は見えてきたかい？ 難しいでしょう？」と喜んでくれていることが伝わってきました。

父自身は元々理系だったので，理転しイチから始めた私とは状況が違ったと思いますが，最後まで否定的なことは言わず，相談メールには返信をくれて（普段は返事なし（笑）），嬉しかったです。文系から再受験をすることの難しさは父もよくわかっていたと思いますが，最後まで応援してくれたことに感謝しかありません。

受かった後，上京までの間に単身赴任をしている父の元へ何度か行きましたが，独り言のように「そうか，ついに受かったか」と言っていた時は泣きそうになりました。父のような医師になれるよう，頑張ります。

(2) 何も言わず毎日美味しいご飯で支えてくれた母

母は，そんな父の再受験時代も一緒にいたので，私が再受験をしたいと言った時も，「お父さんの子だねぇ」という感じで，本当に軽く「頑張れ」と言ってくれました。まさかその後，何年にもわたって落ち続ける娘を見ることになるとは思わなかったでしょう。

再受験生活が長くなり，精神的にもボロボロになっていく娘を見るのは辛かったと思います。一番近くで見ていたからこそ，言いたいことや思うこともたくさんあったと思います。それでも何も言わずにただ毎日美味しいご飯を作ってくれて，私が何か話し出したら聞いてくれて，私に安心できる場所を作ってくれました。本当にありがとう。

入試の日には，毎年お弁当の白米の上に色んな言葉を海苔で書いて応援してくれました。一番印象に残っているのは，ある年のセンター試験の日の「えがお」。思わず笑みが溢れました。そして私大に合格し，これで最後の試験だと確定した国公立の２次試験のお弁当にはお手紙が入っていて思わず涙が溢れてきました。

　「長年おつかれさま，最後の試験だね，楽しんでね」

3　再受験生が直面すること

(1)　他人の意見は気にしない

　医学部再受験についてSNSなどで意見を見ると，「歳をとってから医師になるのは，周りと比べて医師でいられる時間が少ない」「教える側（大学教授など）からしても気まずいらしい」「体力が減っているから不利」「勉強も大変だし，甘くない」といった辛辣なものをよく見かけます。SNSなので直接言われているわけではないのですが，マイナスな意見は傷付きますよね。

　私はというと，現実の生活では，再受験をしていることをごく少数の家族友人にしか伝えていませんでした。しかしこういう話はどこからかバレるもので，辛辣な意見に出くわすことが度々ありました。

　「国立出てまた大学行くの？　もったいないよ」

　「受からなかったらどうするの？」

　当時はこういった意見をスルーできず，いちいち凹んでしまいました。相手からしたら単なる世間話の１つだったかもしれませんが，そう捉える心の余裕はありませんでした。しかし今，当時の私に直接伝えられるのならば，「本当に気にしなくていいよ！」と言いたいです。これから再受験をする方や今頑張っている方にも言いたいです。周りからの否定的な意見は，本当に気にしなくていいですよ！　勉強をする権利は誰にでもあって，他人が意見できる領域ではないからです。再受験生はどうしても年齢についてよく言われてしまいますが，医師には定年がないので，元気な限り働くことが可能です。また外国に目を向けてみれば，大学を卒業してから医学の勉強するのは，ごく普通のこと

だという国もあります。医学部は受かることが難しいので，そこをクリアしたのであれば，何にも気にせず堂々と医学の勉強をしてよいということだと思っています。

実際私が入学して感じていることですが，先生からは普通の学生の1人として接してもらえていますし，同期からは，歳こそ離れていますが，そんなことは関係なく，共に切磋琢磨して成長できる仲間として接してもらえています。

⑵　働くか専念するか問題

これは完全に持論なので例外はあると思うのですが，正社員で働きながらの医学部再受験はかなり難しいと思います。少なくとも私にはできなかったと思います。そう思うのは，多くの人の場合，医学部再受験はこれまでの自分よりもレベルを上げての挑戦になるからです。

皆さんが現役高校生だった頃，医学部に行ける学力はありましたか？　私は「医学部なんてレベルの高いところ無理！」という感じで手も足も出ませんでした。高校3年間，受験勉強に直結することを学校で教わっていた環境でも行けなかった難しい場所に，会社に勤めながら行けるのか，と考えた時に私は無理だと判断しました。他の再受験以外の受験生は，高校から（人によっては小学生の頃から）ずっと勉強してきているエリートです。医学部受験のライバルはそういう方達です。

受験は相対評価なので，自分がどんなに頑張ったかは評価されません。周りよりも点数を取らなければいけないのです。こう考えると，ライバルがそういう方達の中で責任のある仕事をしながらの受験は，相当難しいことがわかると思います。だからといって，絶対無理とか，仕事やめなよ，とは言いません。生きるために働いている方もいる中で，無責任なことは言えません。

しかし，もし仕事をしなくても再受験をできる環境がある，親が多少なら援助してくれるかもしれない，貯金で頑張れるかもしれない，という方がいたら，こういう意見もあるのだと少し頭の片隅に入れておいてもらえたらと思います。

統計はとっていませんが，私が知っている再受験医大生は，「仕事はせずに受験に専念した」「バイトは気分転換でしていたけど，正社員ではなかった」「受かる直前の1，2年は完全に仕事を辞めていた」のどれかがほとんどです。

厳しいことを書いてしまったかもしれませんが，綺麗事は言わない派なのでお許しを！

(3) 受かる保証がない恐怖

すでに再受験を始めていて，何年かかっているという方もいるかもしれません。そんな方は，受かる保証がないという恐怖や，今辞めたら何が残るのだろうか？　という恐怖と戦っているのではないでしょうか。そんな方に向けてのアドバイスです。

この戦いに勝つためには，勉強する手を止めないことです。私も再受験の後半はずっとこの恐怖と戦っていましたが，どんなに辛いと思っても，どんなに精神的にきつい時でも，勉強をする手は決して止めませんでした。再受験生にとっての一番の精神安定剤は，学力をつけることだと思います。不安になればなるほど，勉強してほしいです。勉強をすればするほど，不安になるというパラドックスもあるのですが，それで不安になったら，また勉強してください。その繰り返しでよいと思います。

4　早期合格できる勉強法とは

(1) 勉強方法を根本的に間違えていた

医学部を目指し勉強するようになってから気がついたことがあります。それは「勉強方法を根本的に間違えていた」ということです。

私は，出身都道府県で一番偏差値の高い高校に通っていました。そして中学時代の成績は，5段階評価でほぼ5でした。ちょっとだけ暗記の得意だった私には，中学までの内容は暗記だけで何とかなってしまうものだったのです。何かわからない事があっても，「わからないけど，とりあえず答えを覚えておこう」で点数が取れてしまいました。これでは，高校に入学してすぐ勉強に躓いたのも納得です。

この暗記に頼る勉強方法では，医学部入試には到底太刀打ちできません。中

学と高校では学ぶ範囲の広さや暗記量が全く違うからです。特に医学部は，一般入試では物理や化学，数学などいわゆる理系分野が必須です。理系分野では，暗記だけでは解けないような深い理解が求められます。ある問題を解くときには，その科目の全体像を体系的に把握して，答えに確実に辿り着ける力が必要です。答えに辿り着く式がわかっても計算ができなければ答えは出ませんし，逆に計算ができても，今どの式を用いるべきなのかがわからなければもちろん答えは出ません。

　このように，単なる暗記だけではなく，様々な能力（問題分析力，計算力など）が求められるのです。個人的には，推理やパズルを解く時などの感覚に近いものを感じますが，どうでしょう？　ルールを単に覚えるだけでは解けないような難題に立ち向かっている感覚です。

⑵　文系出身者の理系科目克服について

　再受験を決意し，本格的に勉強をして偏差値70を目指す中で，「わからないことを自分の中で認めること，理解できるまで人に聞くこと（この理解というのは，自分で説明できるようにすること）が大事」だと実感しました。

　せっかくですから，文系の私が理系科目をどのように勉強したのかを以下に書いていきたいと思います。何かしら参考になる部分があれば，取り入れてみてくださいね。数学に関しては，初学者におすすめの問題集や参考書も紹介しています。

■ 数学

　再受験生活を振り返ってみると，私は数学の成績を伸ばすのに最も苦労しました。最終的には河合塾の記述模試で偏差値70.6までいきましたが，再受験を始めた頃には，高校範囲はほぼ忘れ，数Ⅲは全くの初学だったので，偏差値30台からのスタートでした。

　偏差値が50にいかず伸び悩んでいる方は，まずは問題集の基本問題を丸暗記する勢いで2周3周と繰り返すことをおすすめします。覚えられるまでやるべきなので，10周やったっていいです。この時に使うべき問題集は「基礎問題精講」「白か黄のチャート式」などの基礎的なレベルのものがよいと思います。

先ほど単なる暗記はダメだと書いたのですが、偏差値30から50、つまり平均を取れていない科目については、一概に丸暗記はダメとは言えません。まずは人並みにできるようにならないと話にならないので、そこまで持っていくためには覚える作業が絶対に必要なのです。これは私が再受験中に学んだ重要なポイントなのですが、「何かを思考するためには、ある程度の知識がないと深く考えることさえできないのだ」ということです。まずは難しい問題を考えるための道具をどんどん揃えていきましょう。

　以下に挙げる参考書は、問題集と並行して、自分の理解を深めるために使用しました。

- ●『パワーUP版 坂田アキラの 数3の微分積分［極限・微分編］が面白いほどわかる本（数学が面白いほどわかるシリーズ）』（KADOKAWA）
- ●『坂田アキラの　数Ⅲの微分積分が面白いほどわかる本』（KADOKAWA）

　これは初学の頃に重宝していました。初学者が疑問に思うこと全てが解説されています。多くの受験生が引っかかるところを事細かに説明してくれているのでわかりやすいです。演習も入っていますし、問題集の基本問題が解けなくてもこれを見れば理解できると思います。

- ●『スバラシク面白いと評判の初めから始める数学3 Part1 改訂』（マセマ出版社）

　こちらは、数Ⅲ分野が体系づいているので、整理しながらやりたい、とか、この単元だけを見直したい、という時には便利でした。勉強を始めた頃は何にもわかっていなかったので、手取り足取り教えてくれる参考書は本当にありがたい存在でした。

- ●『細野真宏の数学が本当によくわかる本 複素数・複素数平面が本当によくわかる本（細野真宏の数学がよくわかる本）』（小学館）
- ●『細野真宏の数学が本当によくわかる本 確率が本当によくわかる本 数1・A（細野真宏の数学がよくわかる本）』（小学館）

この2冊は，受験直前まで使用しました。難関大学の過去問も解説付きで載っているので，偏差値70まで対応しているというのも納得です。様々な単元のものが出ているので，苦手なところだけ買ってみるのもいいかもしれません。

　具体的な参考書として数冊紹介しましたが，注意してほしいことがあります。こういった基礎事項が網羅されているような参考書だけで勉強しても，なかなか模試の点数には結びつきません。必ず問題集と並行してやるようにしてください。こういった入試には出ないような基本的な問題を解けずして，入試に出るような応用問題は100％解けないので，初めは焦るかもしれませんが，じっくり取り組むことが大切です。問題集を中心に解法を暗記しながら，理解できない，覚えにくいと思う単元は参考書を利用する，というのが効率的だと思います。

　問題集の問題を覚えるときには，「この問題で身につけるポイントはこれ」ということを意識して覚えるようにするといいと思います。最初に，まずは問題集を丸暗記してよいと書きましたが，これがちゃんとできれば偏差値50どころの騒ぎではありません。もっと行きますよ！

■ 化学

　私は，化学が最後の1年で爆発的に伸びた気がしています。偏差値が，というよりは，わかる，できる，という感覚が非常に増しました。それくらい苦手意識を持ち続けていたのが化学です。

　まず数学同様，偏差値50までは，考えるための道具として暗記できるものはとにかく暗記しまくるというのが大切です。再受験生は初学の人もいますし，理系だとしても時間が経っていて，高校生の時に覚えたことが丸々抜けていることがあります。まずはその基礎的な知識を覚える作業をしましょう。（H_2Oは折れ線型か直線型かわかりますか？）

　偏差値60を超えていくためには，がむしゃらに身につけた知識の意味を考えたり，もっと知っておくべきことはないのかと知識の幅を広げる必要があります。（H_2Oは折れ線型なのは覚えたけど，その理由は説明できますか？）その作業に向いているのは，実は教科書です。どこの教科書でもよいのですが，教科書はとても簡潔に大事なことが全部書いてあります。参考書も欲しいという方は，覚えるところが明確に書いてあるような見やすいものは入手する価値が

ありますが，いずれにしても教科書は必ず買うようにしてほしいです。

　教科書は初学の頃からずっと大切なのですが，偏差値を60からもっと上げていくためには，自分の間違いパターンを認識することが大切だと思います。私の場合，計算ミスが非常に多いことに気がつきました。塾の先生のアドバイスを受けて，小学生用の計算ドリル（5桁＋5桁，2桁×2桁などの計算）を12月頃まで続け，自分のミスパターンの克服をしました。私は塾に着いてから授業が始まるまでの数分でやっていました。隙間時間にやれば負担にならずできます。

　また，私が途中まで化学が苦手で，最後の年にわかるようになった理由を分析してみました。私は予備校に通っていたので，授業とその先生が出版された参考書と教科書をメインに勉強していました。参考書のおかげで，重要な知識や反応式の書き方などは早い段階で習得できていたように思います。しかし，実際の化学の試験は，ものすごく全体的に，そして体系的に問われます。化学は大きく分けて理論分野，無機分野，有機分野があるのですが，全部ごちゃ混ぜにして問題を作ることが可能です。有機分野の途中で理論分野を入れたり，無機分野の知識を問うことのできる科目なのです。つまり私は，部分的な知識は十分に取り入れていましたが，化学を全体的に見るということができていなかったように思います。受かった年は個人塾に通いましたが，化学に苦手意識があったので，1年間先生の言うことだけをやろうと決めました。授業では毎回最後に演習時間があり，その場で採点をしてもらい，間違えた問題は時間の許す限りやり直しができました。少人数だったので，先生と毎回会話をし，「ここいつも間違えてるよ」「ここはこの知識と結びついてるよ」と指摘してもらうことで，全体像の把握に繋がりました。

■ 物理

　医学部受験では，理科は大抵2科目必要です。多くの受験生は物理と化学を選択しているように思います。化学と生物の受験生もそこそこいます。私は初めに希望していた大学が物理を必須にしていたので，物理・化学での受験に決めました。高校時代に定期テストで物理8点を記録した私にとって最強の天敵だったわけですが，蓋を開けてみると，一番の得点源がこの物理でした。

　初学者で物理が苦手と思う人は，ma＝Fと言われたときに，mが物体の質量，

aが加速度，Fが物体に加わる力，という概念を覚えることに苦手意識がありませんか？　また，この式はニュートンの運動方程式で，「質量mの物体にFという力が加わると，aという加速度が生じるよ」という式だ，と意味を考えることができていないかもしれません。大学入試の物理は「地球上（分野によっては宇宙）で実際に起こっている事象を過去の偉人達が式に落とし込んでくれているから，それを使って様々な設定で様々な事象を検討してみよう」という科目です。1つ1つの式や概念の「意味」を理解することが最も重要です。言葉の定義をしっかり覚えながら勉強しないと，「あの問題の解説ではmghが式に入っていたのに，なんで今回は入っていないんだ？」などという疑問が出てきたときに対処できなくなります。設定が違うと使える式が違うので，どういうときに使える式なのかを常に意識して勉強してください。（今回例に出したのはバネの弾性エネルギーの話で，原点を自然長に取るのかつり合いの位置で取るのか，によって変わるという話です。）

　物理は，この参考書がよいというよりは，上記で書いたことが全てなので，自分が読みやすい，好きな絵柄だな，わかりやすそうだな，と思うものを愛用するとよいと思います。ただ少し厄介なことに，独学で上に書いた式や概念を理解するのは，相当難しいと思います。私は予備校の先生や医大生の友達にしつこいくらいに質問して，何度も何度も自分で考え，またわからなくなって質問して，の繰り返しでした。質問できる人が身近にいる場合，大いにその環境を利用してくださいね。逆にいうと物理は，一度定着すると忘れにくく，点数が安定しやすいです。そのため私は早い段階で得点源として物理を習得でき，化学や数学の勉強に時間を費やすことができました。

5 面接対策（特に女性向け）

　私は面接が得意な方だと思います。面接で差がつけられがちの再受験にもかかわらず，点数化される大学での開示では毎回平均以上に取れていました。そんな私にとっての面接の極意をお伝えできればと思います。ずばり，

「面接はただの会話である。」

　普段人と会話をするときと同じように，聞かれたことに答えるだけで大丈夫です。とはいえ，準備は必要です。あらかじめ聞かれる内容を知っておきたいという方も多いと思いますので，ここでは，通常の内容は他の方が紹介すると考え，「再受験生として」「女性として」に着目し，そこに因んだことを聞かれた場合にどう答えたかについて4つ紹介したいと思います。

> **面接官**「医者になって研修医が終わる頃には○○歳ですが，どう思っていますか？」
>
> **私**「はい，○○歳は，同期に比べたら歳がいっているのは事実ですが，私にとってはまだまだ若いです。その時にやりたいと思ったことはなんでもやろうと思っていますし，できると思います。」
>
> **面接官**「そうですね，僕も○○さんならできると思います」
>
> **面接官**「出産についてはどう考えていますか？」
>
> **私**「今のところ出産は考えていないのですが，そういうのは，何があるかわかりません。もし在学中にそういうことになったら…そうですね，素敵ですよね！」
>
> **面接官**「おっ（そうきたか，という反応），なるほど。そうですね，素敵なことですよね。」
>
> **面接官**「結婚や子育てについて女医の立場からどう思いますか？」
>
> **私**「私自身は今のところどちらも予定はないのですが，将来のことはわからないので結婚したり，子育てをする日がくるかもしれません。そうなったら，相手の人とも相談をして，どちらが育休を取るかなどはよく話し合いたいと思います。私は再受験で医者になりますし，ずっと，それこそ死ぬまで働いていたい

こんな感じです。私は普段から結構ヘラヘラと生きている方だと思いますが，面接では特に意識的に軽めに答えるようにしていました。年齢や出産など，少し繊細な話題ほど，会話として軽く流すべきだと思うからです。私は田舎で生まれ育ったので，誰がどこを受験したとか誰がどこに受かったとか，近所の人に知られたり聞かれたり，というのに慣れていたので，かわし方は上手かったと思います。参考になれば幸いです。

6　私が長年にわたりメンタルを保てた理由

　受験歴にも書きましたが，私は2021年4月に医大生となりました。しかし2016年度（2017年）には某私立医で補欠合格をもらっています。この大学は，再受験生はほぼ受からないと言われているところなのですが，私の地域医療をやりたいという信念を買っていただけたからこその補欠合格だったと思います。1次試験を突破している事実から，学力的には2017年の段階でかなり医学部に近いところまで来ていたことがわかってもらえると思います。それでも受からないのが医学部入試の恐ろしいところではあるのですが，この経験自体は，私

にとって少しの自信に繋がりました。

　しかし，毎年落ち続けると，メンタルは相当やられます。長くなる再受験生活に，引き返すべきなのではないかと考えることもありました。しかし，今辞めたら自分に何が残るのかと考えると，辞めることの方が私にとっては難しかったです。様々な葛藤がある中で，母親譲りの楽観主義の考え方には，非常に助けられました。「どんな壁に当たっても，なるようになる！」という教えが母の子育てにはありました。母の教えのおかげで，「落ちたということは，自分より点数が取れた人がたくさんいるということ。つまり，自分にはまだまだ伸び代があるということ。」というように，点数が取れなかった自分がダメだと思うのではなく，では次はどう点数を取ろうか，とポジティブに切り替えることができました。ポジティブな精神を持ち続けることは，とても大切です。

　あと最後にもう１つ。

　再受験中のある日，ふと手相を見てみると，左手に「成り上がり線」があることに気づいたのです。説明を読んでみると，「これまで努力してきたことが報われることで，大きな成功に繋がる」「どん底から這い上がるような成功を収める強運の持ち主」と書いてありました。

　「ほう。これは受かるな。」と思いました（笑）。再受験が長くなっていて，精神的にギリギリでがむしゃらに頑張っている今の状態によく当てはまっていると思いました。そっか，いつか報われるのか，と心が軽くなったことを覚えています。何の根拠もないことなのですが，再受験中の私にとっては，とても心強い味方となってくれました。

Message

　医大生になった今も，もし初めから私立に絞っていたらもっと早くに受かっただろうな，逆に国公立しか受験していなければ，今も再受験生活をしているだろうな，ともしもの世界を考えることがあります。しかし，長く国公立を受験しても受からなかった事実があったからこそ，私立も受け始めたことなどを考えると，なるべくしてなった長い再受験生活だったと納得しています。

　人生で2回大学に行く人は，そうそういないですよね。私は父も再受験でしたし，医学部は比較的再受験生の多い学部なので，よくある事のように感じていましたが，冷静に考えるとやっぱり珍しいと思います。今，そんなレアな2回目の大学生活を送っていますが，教室で授業を受けていると，まるでタイムマシンで過去に戻ったかのような感覚になることがあります。なんてラッキーでファンタジーな人生なのだろうと幸せな気持ちになります。入学後も積極的に学び，好きな医学分野も見つかりました。このまま勉強に励み，良い医師になれるよう，頑張りたいと思います。

　再受験生の方は，年下の同期と仲良くなれるのかと不安になる方も多いかと思いますが，年齢差は関係なく仲良くできています。年齢・性別関係なく，同じ目的を持った同志，本当に良い意味でただの「同期」といった感じです。大人になってからの大学生活も，とっても楽しいですから，安心して勉強して受かってもらいたいと思います。

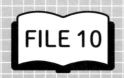

FILE 10

偏差値50台から高校教員を経て
1年で熊本大学に合格

■リアルポイント■
- ●オンラインゲームに明け暮れた現役時代は全落ちだった。
- ●1年宅浪した経験が，医学部再受験にも役立った。
- ●高校教員だったため，受験と完全には離れていなかった。

A（20代男性）

偏差値50の私立高校から1浪して地方国立大学の理学部に入学。大学院まで進学し，高校教員として県立高校に勤務。2年働いて資金を貯め，受験勉強開始。1年間の受験期間を経て，2022年第一志望の熊本大学に合格。

CONTENTS

〈はじめに〉

　医学部の学生の中では珍しい（中高一貫出身者が多いです）のですが，私は地元の偏差値50くらいの私立高校の出身です。高校時代はオンラインゲームに精を出す日々でした。「あの時間に勉強をしていれば！！」と何度後悔したかわかりません。当然，現役大学受験では，全落ちしました。１年宅浪で苦しみながら，何とか地元の国立大学の理学部に入学しました。そして，就職はせずそのまま同じ大学の大学院に進みした。

　教員採用試験を受験し，大学院卒業とともに教員として県立高校に勤務し始めました。教員の仕事はかなりハードでした。忙しいながらもやりがいはあり，周囲の人たちのおかげでそれなりに楽しく働いていましたが，「将来医師として働きたい」ともともと思っていたので，お金を貯めていました。そして，受験資金がある程度貯まったところで退職しました。

　その後１年間の受験勉強を経て，第一志望の熊本大学の医学部に前期で合格しました。ここでは，私がどうやって１年で合格にたどり着いたかについて書きたいと思います。医師を志す方のお役に立つことがあれば幸いです。

1　社会人から医師を志したきっかけ

　転機は大学４年生のときです。私にとって初めての甥が生まれました。甥は先天性の疾患を患っており，自身も何度か甥の入院する病院を訪れる機会がありました。そのとき，たくさんの病気に苦しむ子どもたちを目にしました。も

ともと医師を目指していた時期があったことや子どもが好きだったこともあり，将来小児科医として働きたいという思いが強くなっていきました。しかし，すでに教員採用試験に合格していたことや進学のための貯蓄もなかったことから，数年教員として働き学費を貯める選択をしました。

2　再受験を選択した理由

　大学院卒の方は，編入と再受験で迷われる方が多いと思います。私が再受験を選択した理由は主に２つあります。１つ目は，教員として働いていたため，受験勉強から遠ざかっていなかったという点です。大学院でも数学や英語に触れる機会が多かったため，編入試験で新しく生命科学を勉強するよりは再受験をしたほうが合格する確率が高いと判断しました。２つ目は，編入試験は不透明な部分が多いという点です。すべての編入を実施する大学では，２次試験に面接が課されます。しかしながら，面接は不確定な要素が多いと感じていました。大学側の裁量でいくらでも点数をいじれてしまうからです。その他にも，編入を突破するには自身の経歴が弱く，また筆頭著者の論文なども持っていなかったという点もあります。

3　受験の準備

　医学部再受験の勉強を始めるにあたって，１年間の戦略を立てました。このとき，以下のことを決めました。

①志望校をはじめに決める
②１年間で使う参考書をあらかじめ決めておく
③使う参考書の数は極限まで絞る
④参考書は最低５周する
⑤参考書のページ数をもとに毎日のノルマに落とし込む

これらは過去の受験や読んだ受験本から学んだことです。実践して本当に意味があったなと思いました。私は勉強時間より計画や勉強内容の吟味にかなりの時間を割きましたが，これが合格した一番の要因だと思います。

■ 志望校をはじめに決める（①）

まずは，志望校を決めるところから始めました。自分の得意・不得意として，数学が大の苦手だが英語は得意，理科はやり直せば得意教科になりそうでした。そこで，2次に理科があり，かつ数学の配点が小さくて問題が難しい傾向の大学を探しました。候補大学を2つに絞り，それを目安に計画を立てていきました。

■ 1年間で使う参考書をあらかじめ決めておく（②）

とりあえず，メインに使っていく参考書を決めることで，自分がこれからどれくらいの勉強量をこなすのか，自分の到達点がどのあたりか見通しが立つようになりました。

■ 使う参考書の数は極限まで絞る（③）

これは一度目の浪人生活で学んだことです。当時は参考書を買い漁る参考書マニアでした。参考書を分野ごとに買い揃え，1，2周やったら次の参考書へ…成績が伸びなかったらまた別の参考書へ…と大してやり込まずに冊数だけこなしていました。1浪時，勉強時間に対して成績があまり上がらなかったのはここが原因かなと思い，今回は1冊集中の決意で取り組むことにしました。

■ 参考書は最低5周する（④）

自分は記憶力が特段いいわけでもないので，解法をおよそ覚えるには，最低でも5周は必要かなと思いました。あらかじめ5周する予定で計画を組むことで，月にどれくらいのペースで参考書を進めていけばいいかがわかりました。最終的にどの参考書も6周以上やりました。多いものだと10周以上やっています。

■ 参考書のページ数をもとに毎日のノルマに落とし込む（⑤）

月ごとの計画を立てた後，直近１ヶ月の１日にやるべきページ数や問題数を日割りで出しました。こうすることで，計画に無理がないか，どの教科に１日何時間割くのかがわかるようになりました。また１日にやることが決まっているおかげで，今日は何をやろうかと考える手間が省けました。

ちなみに，計画はエクセルで各参考書の周回ペースを決めていました。もちろん予定通りに行かないことも多く，あくまでペースメーカーとして用いていました。

4　合格までの１年間

■ 春（4〜6月）

３月に仕事を辞め，受験生活に突入しました。この時期の勉強時間は１日およそ11時間。浪人するとなれば予備校か宅浪かの２択になると思うのですが，迷わず宅浪を選びました（最寄駅の近くにある自習室を契約し，ここで１年間のほとんどの時間を過ごしました）。

理由としては，まず私は大学の学費＋ α くらいしかお金を貯められていなかったので，年間100万円近くかかる予備校に通うのは現実的ではありませんでした。また，予備校に通うと授業を取らなくてはならないため，自分で立てた計画通りに進められないという点も敬遠した理由の１つです。

加えて，今は昔と違って優れた参考書やスタディサプリ等の映像授業も充実しているため，そもそも予備校に通うメリットが薄いと感じたためです。

■ 夏（7〜9月）

７月はとても苦しい時期でした。このまま成績が上がらないんじゃないか，自分のやり方は間違っているんじゃないかと疑心暗鬼になっていました。

この時期の勉強時間は，１日およそ９時間程度。４〜６月に飛ばしすぎた結果，心身ともにガタがきている感じでした。

■ 秋（10〜11月）

　勉強時間は1日平均8時間程度でした。予定では2次試験の過去問演習に進むことになっていたので，数学と英語の演習に入りました。

　第一志望の熊本大学は数学だけが医学部専用問題で，かなり難易度が高いです。解いてみると，簡単と言われている年で6割，標準と言われている年でもせいぜい半分が限界という感じでした。

　英語は全学部共通問題なのですが，それでも全国的に見ればやや難という難易度で決して高得点が狙えるような問題ではありません。自分で解いてみても良くて7割，平均6割程度という感じでした。

　過去問は復習ノートを作り，難しすぎる問題以外は解答を再現できるまで解き直しました。

　化学に不安は残っていましたが，数学も順調に伸びており，ぎりぎり今年の合格を狙えるかもしれないという偏差値でした。

■ 冬（12〜1月前半）

　12月に入り，勉強内容を共通テストに全振りすることにしました。勉強時間は1日約9時間で，とにかく1日にこなすノルマをきっちりと決めて，それ以上のことはやらないようにしました。理由は，あれもこれもと手をつけてしまうと不安になると考えたからです。ノルマが終わったら，さっさと寝るか，ちょうど放送していた鬼滅の刃を見ていました。

■ 共通テスト本番〈1日目〉

　あっという間に共通テストはやってくるもので，前日は18時には勉強を終えスタバでゆっくりコーヒーを飲んでいました。会場は現役，浪人時と同じ地元の私大でした。周りはみんな10代で，おそらく自分が最年長だったでしょう。若干浮いていました。

　結果は，例年であれば医学部受験のボーダーには全く足りず，足切りラインという点数でした。しかし，数日後に出された各予備校のボーダーを見ると，地方国立大ならボーダー75％と書いてありました。河合塾のリサーチの結果では，第一志望の熊本大学はC判定でボーダー上かつぎりぎり定員に収まっている感じで，第二志望の香川大学はC判定で上から30人目／50人くらいでした。

悩みましたが，「後悔するくらいなら第一志望に突っ込む！」と決めました。

■ 2次試験まで（〜3月）

　共通テストの点数をもとに，自分が2次で何点取れればよいか皮算用をしました。共通テストが難化し例年より合格点が下がることを考慮すると，当初目標としていた点数を取れば合格者最低点に届くことがわかりました。この時期は不安に押しつぶされそうになりながらも，毎日耐え凌ぎました。共通テストの結果で，すでに後期の足切りに当てはまっていたので，国立前期一本勝負でした。そのため，不合格＝もう1年を意味しており，まさに背水の陣でした。人生でこのときほどプレッシャーを感じたことはなかったです。

■ 2次試験

　熊本は地元から遠かったため，前々日には飛行機で現地入りしました。もはやあまり勉強はせず，ホテルでゆっくりとしたり，現地の名物を食べたりしていました。

　2次試験1日目は，まず数学の試験から始まりました。やはり例年通り難しく，大問の1つは解き切れたものの，残りの3つは半分までしか解くことができませんでした。手応え的には，部分点がもらえたとして50％くらいだろうという感じでした。続いて英語の試験は，英作文はよく書けたものの，その他の手応えが全くなく，正直ダメかなと解答用紙が回収されるときに思っていました。感触的には50％あるかないかだったと思います。最後の物理・化学の試験は拍子抜けするくらい簡単でした。化学に関しては全統模試よりずっと簡単で，学校の定期考査程度の問題でした。

　2日目は面接で自分は最初のほうでした。面接では，「なぜこの大学なのか」「なぜ医師になろうと思ったのか」「前職のスキルをどう活かすのか」を聞かれ10分程度で終了しました。

■ 合格発表

　「まあ，落ちているだろう…。でも，万が一の確率で受かっているかも…。いや，そんなわけない…。落ちたら来年はどうするんだ。」頭の中でぐるぐるとこんな考えが巡ってしまい，合格発表が掲示されてもなかなか開く決心がつ

きませんでした。友人に励まされながら勇気を振り絞り，合格発表のファイルを開きました。すぐに目に飛び込んできたのは，自分の受験番号。受かったことが信じられず，受験番号を何十回も確認しました。

それと同時に，これまでの辛かった1年間が思い出され，涙が止まりませんでした。月並みな表現ですが，本当に人生で一番嬉しかったです。すぐに親に報告すると，泣いて喜んでくれていました。息子が突然仕事を辞め医学部受験をすると言い出したのですから，親も相当不安だったのでしょう。1年間何も言わず，ただ支えてくれた親には感謝の念しかありません。また，元同僚や友人たちからも祝いの言葉をいただき，本当に感謝しています。

Message

　思い返せば非常に苦しい日々でした。ですがその一方で，毎日夢に向かい孤独に勉強する自分をどこか誇りにも思っていました。毎日自分の人生を精一杯生きている感じがしました。

　医学部再受験は残酷です。勝てば官軍負ければ賊軍です。たった数点の差でも，落ちた人と受かった人では結果に天と地ほどの差があります。しかし，それでもやると覚悟を決めたのであれば，突き進んでほしいと思います。決して楽な道ではないですが，天才でなければ成せない道ではないと思います。特に再受験生は他の受験生とは違い，強い覚悟を持って受験に臨んでいる人が多いです。その初心を忘れず，ひたむきに毎日この道を歩いていけば，かならず合格というゴールに繋がっているはずです。どうか頑張ってください。

本書の内容に関するお問い合わせは，メール（info@chuokeizai.co.jp）あるいは
文書にてお願いします。お電話でのお問い合わせや，本書の内容以外へのご質問
はお受けできません。

医学部編入・再受験のリアル

2023年4月20日　第1版第1刷発行

編　者　中　央　経　済　社
発行者　山　本　　　　継
発行所　㈱中　央　経　済　社
発売元　㈱中央経済グループ
　　　　　パブリッシング

〒101-0051　東京都千代田区神田神保町1-31-2
電話　03（3293）3371（編集代表）
　　　03（3293）3381（営業代表）
https://www.chuokeizai.co.jp

印刷／㈱堀内印刷所
製本／㈲井上製本所

新検定 新出題区分対応版
簿記講義

◆1級〜3級／科目別全7巻◆

簿記検定試験受験者のために，新たな構想に基づいて編集・執筆した
新シリーズ。各級・各科目の試験に要求される知識を新出題区分表に
準拠して体系的に整理した科目別全7巻構成。わかりやすい解説ととも
もに基本問題の解き方を例示し，あわせて実際の出題レベルで練習問
題を豊富に織り込む。例解方式でもっともわかりやすい日商簿記検定
受験用テキスト。

- -

1級 **会 計 学** 渡部裕亘・片山 覚・北村敬子 ［編著］
　　　 商業簿記 渡部裕亘・片山 覚・北村敬子 ［編著］
　　　 原価計算 岡本 清・廣本敏郎 ［編著］
　　　 工業簿記 岡本 清・廣本敏郎 ［編著］

2級 **商業簿記** 渡部裕亘・片山 覚・北村敬子 ［編著］
　　　 工業簿記 岡本 清・廣本敏郎 ［編著］

3級 **商業簿記** 渡部裕亘・片山 覚・北村敬子 ［編著］

中央経済社